モデルナはなぜ3日でワクチンをつくれたのか

田中道昭
Tanaka Michiaki

インターナショナル新書 089

はじめに

本書の狙いは、その全容を現しつつある「次世代ヘルスケア産業」を、具体的な企業名を挙げながら活写することにあります。ここで紹介する企業の多くは、ヘルスケア産業の外からやってきた、いわば新参者です。スマホアプリにウェアラブルデバイス、ビッグデータ、AI（人工知能）など最先端のテクノロジーを駆使する彼らテクノロジー企業は、旧態依然としたヘルスケア産業をデジタルトランスフォーメーション（DX）により変革しようとしているのです。

本書において特に重要な位置を占めるのは、米モデルナです。新型コロナウイルスが席巻した2020年以降、モデルナの名は世界中に知れ渡りました。現在、モデルナ製ワクチンは世界中に供給されており、2021年4月時点では、13億回以上のワクチン供給契約が結ばれています。

しかしモデルナは、2010年に設立されたばかりのバイオベンチャーでもあります。いまだ日本人にとっては謎が多い企業であるモデルナの正体とは、どんなものでしょう。

また、2019年度まで市販製品が一つもなく、製品販売からの売上高はゼロだったモデルナは、なぜ他の名だたる大手製薬会社を超える速度で新型コロナウイルス・ワクチンの開発に成功し、これほどの大躍進を遂げることができたのか。詳しくは第1章で論じますが、ここで指摘しておきたいのは、アマゾンとの類似性です。モデルナとは「製薬業界のアマゾン」である、私はそう見ています。

例えば、創業以来、自動化やロボティクス、アナリティクス（データ解析）、データサイエンス、AIなどに1億ドル以上を投資してきた、最先端のテクノロジー企業であること。あるいは、通常10～15年かかるとされる新薬開発を1年足らずで完成させる驚異的なスピード感。そして、製品・サービス単独ではなく、それらを生み出すプラットフォーム戦略に注力していること。これらはいずれも、アマゾンが既存のEC（電子商取引）小売りと一線を画し、世界最強のエブリシングカンパニーへと成長したポイントと重なります。何より筆者として強調したいのは、企業としてのポテンシャルです。オンライン書店として創業したアマゾンですが、その後は家電にアパレル、生鮮食品、デジタルコンテンツなども販売する「エブリシングストア」へ、そして今では物流やクラウドコンピューティング、金融サービス、宇宙事業までカバーする「エブリシングカンパニー」へと変貌を遂げました。アマゾンにとって書店は、ほんの足がかりでしかなかったのです。

モデルナにとっての新型コロナウイルス・ワクチンは、いわばアマゾンにとってのオンライン書店にあたります。モデルナが開発した新型コロナウイルス・ワクチンは「mRNA（メッセンジャーRNA）ワクチン」と呼ばれる種類のもの。そしてmRNAワクチンは、コロナなど感染症ワクチンのみならず、がん治療用のワクチンや、再生医療などにも応用が期待されているのです。モデルナにとって新型コロナウイルス・ワクチンは、これから開発されるmRNA医薬品の第一弾に過ぎません。新型コロナウイルス・ワクチンのみならず、製薬業界そのものを一変させるポテンシャルを、モデルナは秘めています。

本書は、このモデルナを第1章で取り上げます。

第2章では、激変するヘルスケア産業を概観しつつ、カスタマーセントリック（顧客中心主義）、医療プラットフォーム&エコシステムといった、次世代ヘルスケア産業のキーワードを紹介します。

第3章にはアップルが登場します。これまでiPhoneやアップルウォッチなどのデバイスを起点に、生活サービス全般のエコシステムを形成してきたアップルが、次に取り込もうとしているのがヘルスケアです。アップルウォッチは、血中酸素濃度センサーや心電図機能を搭載したメディカルデバイスへと進化。２０２０年には自宅にいながらにしてトレーニングプログラムを受けられるサブスク（定期ライセンス契約）サービス「Apple Fitness+」をリリースしました。

第４章ではアマゾンを取り上げます。アマゾンのヘルスケア事業の軸をなすのは、医療データを蓄積、加工、分析するプラットフォームである「アマゾン・ヘルスレイク」、従業員向けの診療サービス「アマゾン・ケア」、オンライン薬局の「アマゾン・ファーマシー」、ヘルスケア関連のスキルを増やしている「アマゾン・アレクサ」、そしてユーザーの健康データを集めるウェアラブルデバイス「アマゾン・ヘイロー」の５つです。この章ではさらに、「もしアマゾンが病院を始めたら？」というシミュレーションを行うことで、次世代ヘルスケア産業のビジョンを示しました。

第５章では、中国のテクノロジー企業アリババを論じます。決済アプリ「アリペイ」を顧客接点とし、そこからアリババの各種ＥＣサイトをはじめ、小口融資、投資・資金運用、保険といった金融サービス、またはライドシェア、レストランやフライト・ホテルの予約、映画チケットの購入など生活サービス全般へと誘導するのがアリババのビジネスモデル。そこにヘルスケア事業は、どのように組み込まれようとしているのでしょうか。

第6章では、米ドラッグストア最大手となるCVSヘルスを取り上げます。新興勢力であるアマゾン・ファーマシーらに対抗するため、巨大なリアル店舗網を持った伝統的なドラッグストアであるCVSヘルスが選んだ道は、やはりDXでした。

そして最終章では、これからの日本企業が進むべき道を、モデルナの事例から導きます。

多くの犠牲者を生んだ新型コロナ禍は、あらゆる人と組織の真価をあらわにし、かつ進化を迫りました。ヘルスケア産業も例外ではありません。今、ヘルスケア産業で何が起きているのか。やがて到来する次世代ヘルスケア産業の姿とは。次章より、具体的な事例を挙げながら、考えていきたいと思います。

目次

第2章 新型コロナウイルスが加速させたヘルスケア産業の変革

第4章　アマゾン病院が誕生する日

図版制作　タナカデザイン
編集協力　村上利弘
　　　　　東　雄介

第1章　モデルナはなぜ3日でワクチンをつくれたのか

新型コロナウイルス・ワクチンをファイザーなどのビッグファーマーと並んで世界へ供給しているのが、２０１０年に設立されたばかりのベンチャー企業モデルナです。なぜ、設立からわずか10年余りのモデルナが新型コロナウイルス・ワクチンの開発競争で先頭集団に立つことができているのか。モデルナはハーバードビジネススクールのケーススタディとして取り上げられるなど、そのワクチン開発のプロセスは注目を集めています。本章では、モデルナの戦略について考察していきます。

3日でワクチンの設計図完成、臨床試験用ワクチンを42日で開発・出荷

新型コロナウイルスの遺伝子情報が中国の科学者らによってインターネット掲示板に公開されたのが２０２０年1月10日でした。モデルナは、この遺伝子情報の開示を受けて、1月13日までに新型コロナウイルス・ワクチン候補の設計を完了、2月7日までにその臨床試験用ワクチンを製造し品質試験を実施、そして2月24日には臨床試験に向けてＮＩＨ（米国国立衛生研究所）へ送付したといいます。

本書のタイトルの通り、遺伝子情報の開示からワクチン候補の設計完了まで、わずか３日（なお、モデルナは遺伝子情報の開示を1月11日と捉え、設計完了までの日数を２日と

図表1　モデルナの新型コロナウイルス・ワクチン「mRNA-1273」のEUA（緊急使用許可）までのプロセス

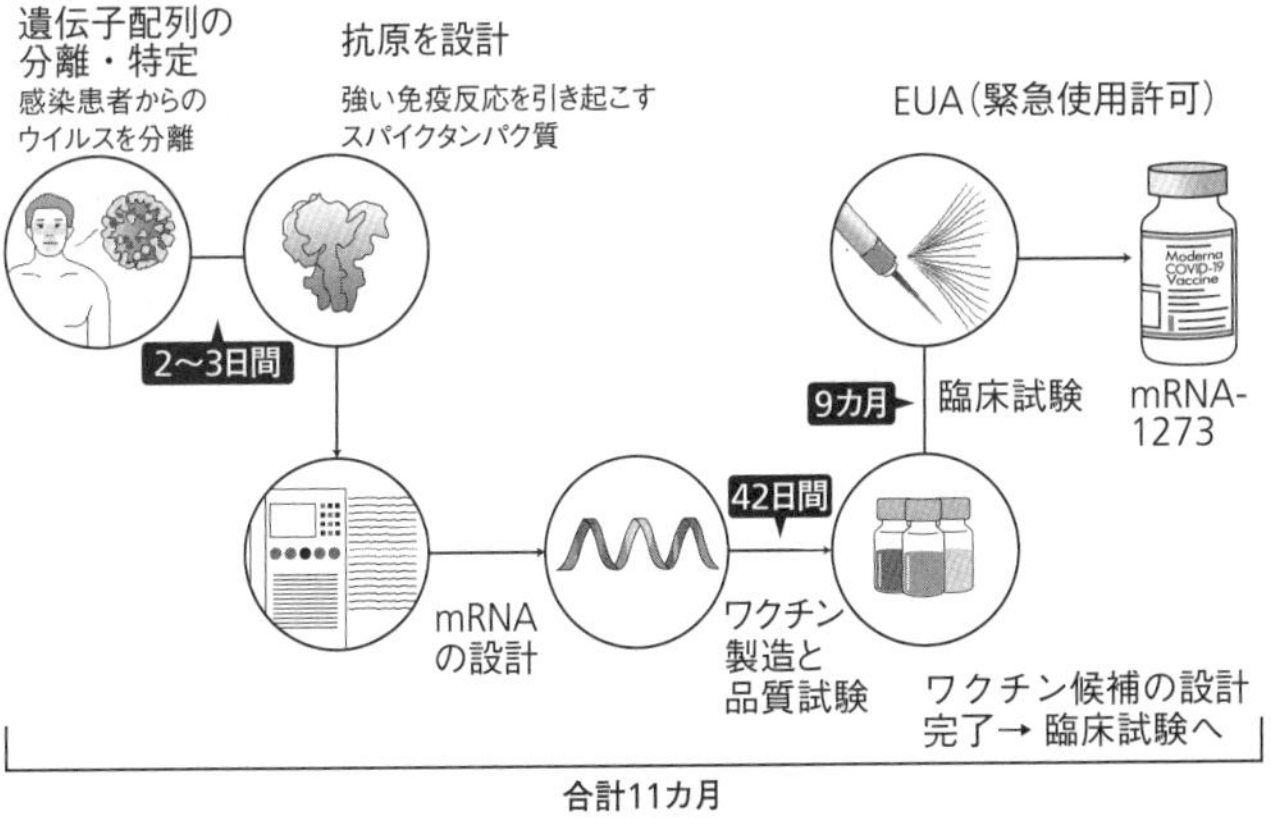

2021年5月27日『Fourth Annual Science Day』をもとに筆者作成

している）。そしてワクチン候補の設計完了から臨床試験準備完了までの期間は、わずか42日。この42日は、これまで同じプロセスで最速であったのがSARSの時の20カ月ということですから、臨床試験の前工程にかかる時間が約90パーセント削減されたことになります。

続いて、NIH主導で3月16日にはフェーズⅠ臨床試験、5月29日にはフェーズⅡ臨床試験が開始され、7月27日にはNIHとBARDA（米国生物医学先端研究開発局）との共同でフェーズⅢ臨床試験が始まりました。10月22日には、米国の18歳以上の約3万人を対象とした臨床試験が終了。その後12月18日にモデルナの新型コロナウイルス・ワクチン「mRNA-1273」はFDA（米国食品医薬品局）によってEUA（緊急使用許可）が出され、すでに広く使用されるに至っています。

通常、ワクチンや薬の開発には、研究開発や実験、前臨床、フェーズⅠ〜Ⅲの臨床試験、認可申請、審査も含めて10〜15年程度かかると言われています。それが、モデルナは、新型コロナウイルスの遺伝子情報が公開されてからわずか9カ月足らずで、NIHなどとともに臨床試験を完了させたのです（**図表1**）。臨床試験の段階においてはトランプ前政権が打ち出した新型コロナウイルス・ワクチンの開発・製造・流通を加速させる政策「ワープ・スピード作戦」が作用したということもありますが、驚くべきスピードであることに間違いはありません。

モデルナの『2020年アニュアルレポート』などによると、同社の新型コロナウイルス・ワクチンは、米国の他にも、EU、日本、カナダ、韓国、フィリピン、英国、スイス、コロンビア、イスラエル、台湾、カタール、シンガポールへの供給について契約を締結したとされています。日本では、モデルナのワクチンは、ファイザー製とアストラゼネカ製に加えて、2021年5月21日に厚生労働省によって特例承認されています。

図表2　モデルナの株価推移

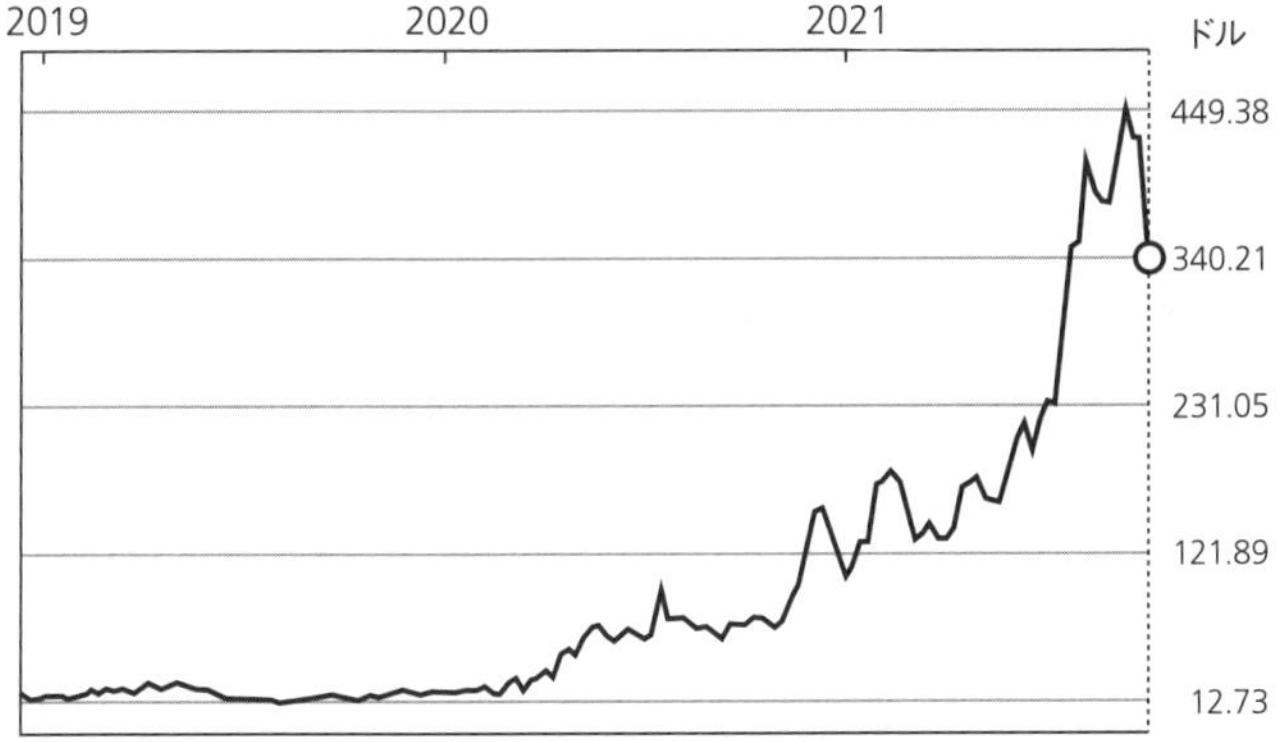

出典：Bloomberg

株価が2018年上場時に比べて最大26倍超、今や時価総額1370億ドル超え

ナスダックに上場するモデルナの株価は２０２０年はじめから堅調に上昇を続け、最高値を付けた２０２１年８月９日には２０１８年12月の上場時と比べて26倍超まで上がりました（図表２）。

モデルナは上場時にも75億ドルというバイオ・製薬企業としては史上最高の株式公開時の評価額をつけていましたが、今やその時価総額は１３７０億ドル（約15兆５０００億円、２０２１年10月１日時点）を超え、すでにフランスのサノフィなどを抜き英国のアストラゼネカに迫るなど、世界有数の規模と業績をもつバイオ・製薬企業に肩を並べています（図表３）。

図表3　ビッグファーマー12社各社とモデルナの時価総額
(2021年10月1日時点)

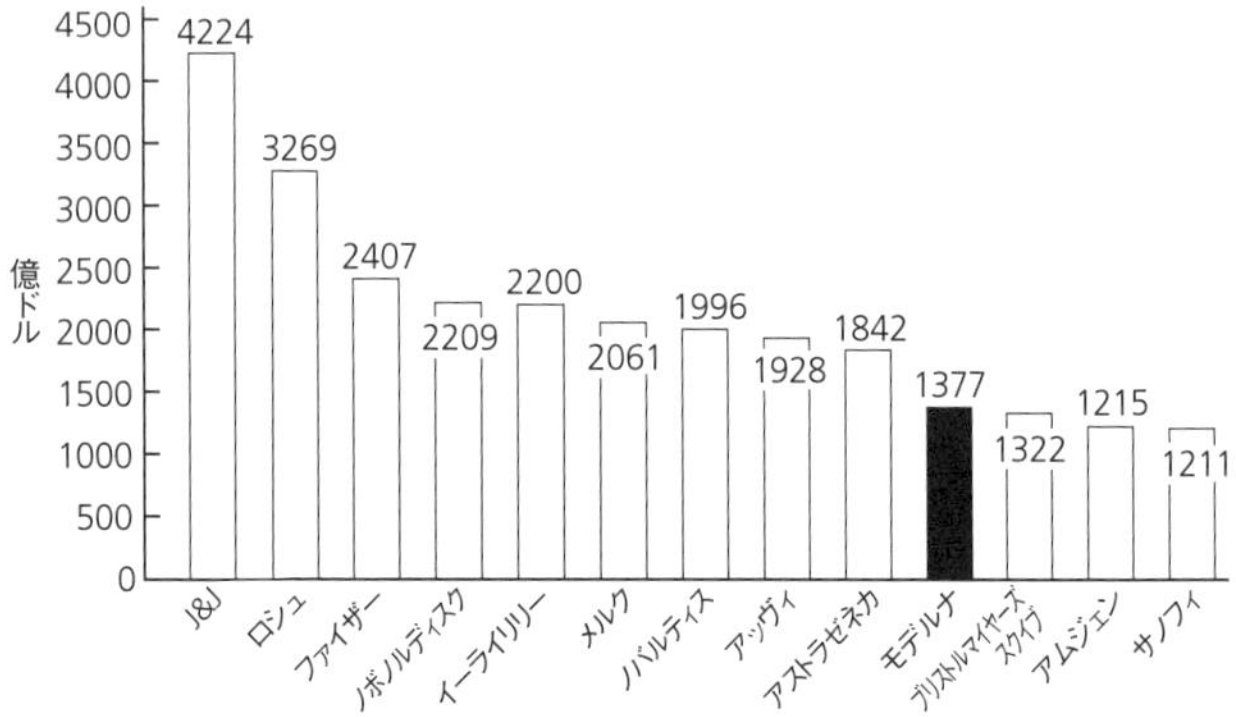

Bloombergのデータをもとに筆者作成、米ドル換算

まさに、モデルナが「バイオ業界のエリート入り」（Bloomberg ２０２１年7月14日）したわけです。

モデルナは、２０２０年度下期に新型コロナウイルス・ワクチンを販売して売上高を立てるまでは、医薬品やワクチンなど製品販売による売上高はゼロ。新型コロナウイルス・ワクチン「mRNA－１２７３」は、モデルナが初めて販売した製品です。さらに、２０２１年４月時点で先に挙げた国・地域への13億回以上のワクチン供給について契約を締結していることから、その売上高が２０２１年度に計上されてくるでしょう。

２０１９年12月に中国の武漢で最初の新型コロナウイルス感染症の患者が報告されてから、

まだ2年程度しか経っていません。それなのに、設立からわずか10年余りのベンチャー企業モデルナは、地球規模で深刻な打撃を与えている新型コロナウイルスのワクチンを迅速に開発・製造し、ビッグファーマーと並んで世界へ販売・出荷。モデルナの株価の上昇は、こうしたことを市場が高く評価している証左です。

モデルナは「バイオテク界のテスラ」

モデルナは「バイオテク界のテスラ」（Bloomberg ２０２1年7月17日）とも呼ばれています。

設立から20年も経たないＥＶ（電気自動車）メーカーのテスラは、自動運転など最先端テクノロジーや既存の自動車メーカーにはない開発思想を採用して、次世代自動車産業をリードしています。テスラの株価は２０１９年終わり頃から上昇を続け、２０２１年11月２日時点で２０２０年年初と比べて13倍以上にまで膨れ上がっています。時価総額も同10月25日には１兆ドル（約１１３兆円）を超えました。11月２日時点のテスラの時価総額は、トヨタ、ＶＷ、ＧＷ、フォード、ステランティスなど世界の名だたる自動車メーカー12社の合計時価総額を大きく上回っています。これは、市場がテスラを、既存自動車業界をディスラプト（破壊・刷新）して自動車産業に新たな領域を切り開くテクノロジー企業として捉えていることを示唆しています。

モデルナもまた、既存の製薬企業が採用してこなかったテクノロジーや発想で、製薬業界の新しい領域を切り開いてきています。そのことが一般に知られることになったのが、モデルナが新型コロナウイルス・ワクチン「ｍＲＮＡ−１２７３」を販売・出荷した２０２０年から遡ること5年前の２０１５年でした。

２０１５年5月、経済ニュース専門放送局のＣＮＢＣが「ディスラプター50企業」を発表しました。「ディスラプター50企業」とは、16の事業領域から既存ビジネスをディスラプトして劇的な革新を起こす企業50社を選定したものです。テスラのイーロン・マスクＣＥＯが創業した宇宙開発企業「スペースＸ」、ライドシェア・プラットフォーム「ウーバー」、民泊プラットフォーム「Airbnb（エアビーアンドビー）」、音楽やポッドキャストのストリーミングサービス「Spotify（スポティファイ）」など、今や広く知れ渡った多くのベンチャー企業が名を連ねていました。そして、ディスラプター50社のトップに立ったのが、その前年にも8位につけていたモデルナ（旧名モデルナ・セラピューティクス）でした。

その際、ＣＮＢＣはモデルナについての評として次のコメントを残しています。

「想像してみてください。人体そのものが病気を治すのに必要とされる薬を作ることを。これが、モデルナがやろうとしていることです。（中略）モデルナの手法は、mRNAを使用して人体の細胞に指示またはコードを与え、糖尿病や心臓病からがんに至るまですべての種類の病気とたたかうために、タンパク質と抗体を作製するというものです。モデルナが創業間もない他のバイオテクノロジー企業に勝る主なアドバンテージの一つは、そのmRNAが、疾患ごとに一つひとつ薬物療法を定義して作成するという典型的で時間のかかる道程をたどるのではなく、一度に複数の疾患とたたかうことに集中することができる点です」（CNBC　2015年5月12日、2016年3月1日更新、筆者訳）

このCNBCのコメントで言及された「mRNA」を使用した手法こそ、モデルナが採用するテクノロジーや発想です。mRNAというバイオテクノロジーの専門用語は、モデルナの戦略を語る上で絶対に外すことのできないとても重要な単語です。詳細は後で説明しますが、ここでは、mRNAとは「自分の細胞が自らタンパク質を作るための設計図」と覚えていただければと思います。タンパク質は私たちの生命活動を支えていますが、そのタンパク質の異常は病気や身体の不調につながります。ウイルスもタンパク質からできています。とすると、タンパク質が正常に機能する仕組みは病気や不調を治療・治癒するような機能を持つはずです。

CNBCが「人体そのものが病気を治すのに必要とされる薬を作る」「mRNAを使用して人体の細胞に指示またはコードを与え、糖尿病や心臓病からがんに至るまですべての種類の病気とたたかうために、タンパク質と抗体を作製する」とコメントしたように、製薬企業が製造した薬を口から飲むのではなく、人体の細胞に病気を治すためのタンパク質、つまり薬を作ってもらう。そのための設計図がmRNAというわけです。

また、「mRNAが、疾患ごとに一つひとつ薬物療法を定義して作成するという典型的で時間のかかる道程をたどるのではなく、一度に複数の疾患とたたかうことに集中することができる」とCNBCは述べました。意味はこうです。簡単な例で言えば、風邪にかかった時は風邪薬を飲むでしょう。一般的に、その風邪薬は、風邪という病気に対して効果を発揮する薬物療法として、製薬企業によって開発・製造されたものです。しかし、mRNAの手法を使用すれば、風邪という一つの病状に対する薬物療法ではなく、風邪やその他の疾患へも対処するような「一度に複数の疾患とたたかう」薬物療法を開発することができる、mRNAはそういった「一度に複数の疾患とたたかう」ための設計図を細胞に届けることができる、ということです。

実際、モデルナは新型コロナウイルス・ワクチンの追加接種と季節性インフルエンザ・ワクチンの接種が一回で済むワクチンの開発に着手していることを明らかにしました（ロイター　2021年9月10日）。モデルナは呼吸器感染症の原因となるウイルスや呼吸器系の疾患に対する「混合ワクチン」の開発を目指すとのことで、まさにmRNAが「一度に複数の疾患とたたかう」のです。

こうしたmRNAを使用した手法は、私たちが一般的に使っている薬とは本質的に異なっているように思います。もしモデルナがmRNAを使用した手法を広く浸透させることができるなら、テスラが既存の自動車業界を破壊しているように、既存の製薬業界の破壊につながるかもしれません。実際、モデルナのCEOステファン・バンセル氏は「われわれはワクチン市場を完全に破壊することになる」（Bloomberg　2021年7月16日）、「われわれのワクチンは製薬業界を破壊する可能性がある」（UBP NEWSROOM　2021年4月14日）と言い切っているのです。

モデルナの戦略を語る上で絶対に外せないｍＲＮＡプラットフォーム

モデルナがワクチン市場や製薬業界を破壊・革新する。このことを読み解くにあたってのキーワードの一つが、モデルナのプラットフォーム戦略です。

プラットフォームは、本書を通しての重要な用語です。本書で取り上げるアップル、アマゾン、アリババはともにプラットフォームの構築を通して次世代ヘルスケア産業へ参入してきています。第2章で詳しく解説しますが、筆者は、テクノロジー企業のプラットフォームを「商品やサービスの提供者、商品やサービスの購入者が取り引きするための、共通の場のようなもの」として捉えています。

では、モデルナのプラットフォーム戦略でいう「共通」とは何か。それこそが、ここまで述べてきたｍＲＮＡです。先にｍＲＮＡを「自分の細胞が自らタンパク質を作るための設計図」と言いましたが、その設計図の概念がプラットフォームという共通の土台になってくるのです。

モデルナが販売・出荷している新型コロナウイルス・ワクチン「ｍＲＮＡ－１２７３」のワクチンタイプが、ｍＲＮＡワクチンです。

ｍＲＮＡのワクチンなので、予防接種として体内に投与されるのはあくまで「設計図」

ということになります。インフルエンザなどに対する従来のワクチン接種では、病原性を消失させた、または病原性を弱めたウイルスを投与することが一般的です。ウイルスもタンパク質などからできているので、その点、ウイルスそのもの、タンパク質そのものを投与するのと、「自分の細胞が自らタンパク質を作るための設計図」を投与するのとでは、発想がまったく異なるように思われます。もしこのｍＲＮＡを使用した手法が他のワクチンや医薬品の開発にも広く応用されるなら、そしてそうした手法が従来のワクチンや医薬品と比較して開発期間を大幅に短縮できたり、あるいは予防や治療の効果をより広範囲に及ぼすことができたりするなら、バンセルＣＥＯが言うように、既存のワクチン市場や製薬業界を破壊する可能性も出てくるかもしれません。

実際、モデルナは新型コロナウイルスの遺伝子情報の公開から3日でワクチン候補の設計を完成させて、その後42日で臨床試験用ワクチンをＮＩＨへ送付しました（**図表1**）。なぜベンチャー企業のモデルナは、ワクチン候補の設計完了から臨床試験の準備完了まででこれまで最速であった20カ月の90％削減という、これまでの常識を一新するようなことをやってのけることができたのか。その理由の一つが「自分の細胞が自らタンパク質を作るための設計図」であるｍＲＮＡという共通の土台、つまりｍＲＮＡプラットフォームが機能したからなのです。

すなわち、モデルナのｍＲＮＡプラットフォーム戦略とは、ｍＲＮＡという共通の開発手法を採用することによって、開発期間の短縮や開発コストの削減はもちろん、予防や治療の効果をより広範囲に及ぼしたり、「一度に複数の疾患とたたかう」ことを可能にしたりすることで、ワクチンや医薬品の開発において競争優位を確立することなのです。

「デジタル製薬企業」をつくる、モデルナのＤＸを強力に主導したバンセルＣＥＯ

モデルナによる製薬業界の刷新を読み解くには、ｍＲＮＡプラットフォーム戦略の他にもう一つ、重要なキーワードがあります。それが、デジタルトランスフォーメーション（ＤＸ）です。

医薬品の開発は、病気の原因物質に対して治癒の効果がある化合物を見つけ出す作業です。病気の原因物質とそうした化合物の組み合わせは無数にある上、基礎研究の段階で効果がありそうな化合物を見つけることができたとしても、その後実験や臨床試験などのプロセスを必ず経なければなりません。もちろん、実験で失敗に終わることもありますし、臨床試験の段階で有効性や安全性が必ず確認されるというわけでもなく、認可されるとい

図表4　自動化サイクルとデジタルトランスフォーメーション

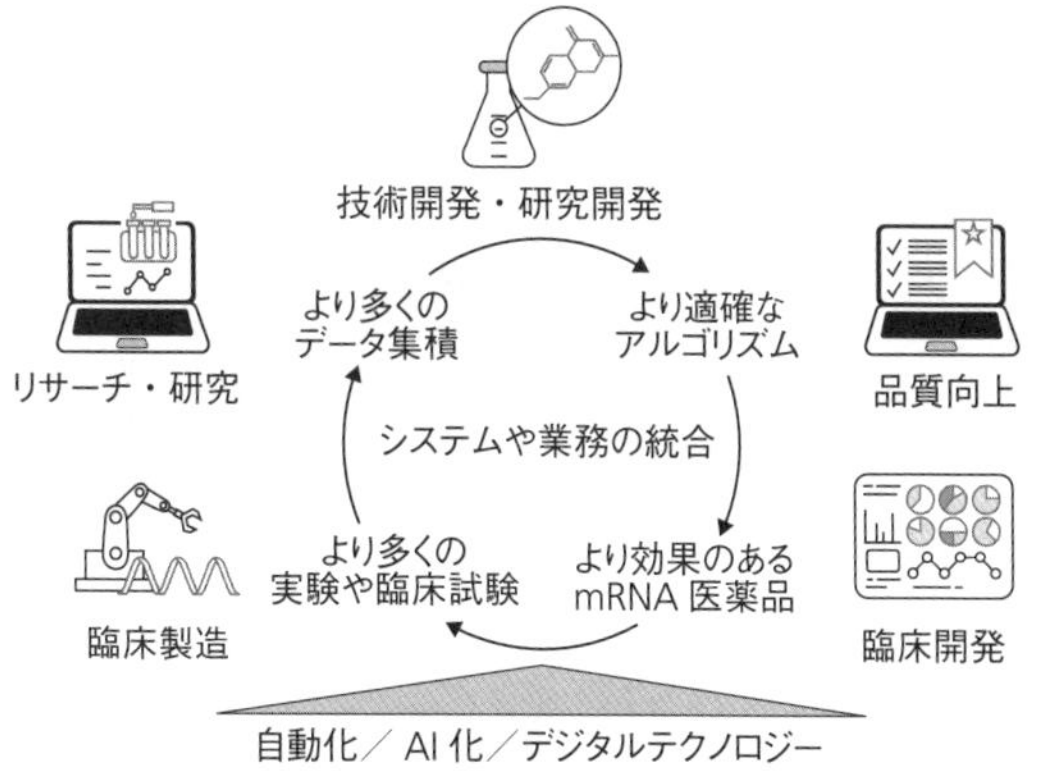

2021年5月27日『Fourth Annual Science Day』をもとに筆者作成

う保証もありません。となると、開発期間は長期化し、かかる開発コストも膨大なものとなってしまいます。

モデルナはクラウドやAI、アナリティクス、データサイエンス、あるいはロボティクスや自動化への投資を強化することで、研究開発、実験・臨床試験、製造、出荷など業務全般をデジタルにシフト。デジタルテクノロジーを使い、開発にかかる期間とコストを抑制すると同時に、より適確なアルゴリズム、より効果のあるmRNAの医薬品や手法の開発、より多くの実験や臨床試験、より多くのデータの集積と解析、さらにより適確なアルゴリズム——といったサイクルを回し続けることによって（**図表4**）、mRNAプラットフォーム戦略を強化していこうというわけです。これがモデルナのＤＸ化です。

モデルナのＤＸ化を強力に進めたのが、ステファン・バンセルＣＥＯ、およびバンセルＣＥＯがチーフ・デジタル＆オペレーショナル・エクセレンス・オフィサーとしてモデルナに呼び寄せたマルセロ・ダミアーニ氏でした。

ステファン・バンセル氏がモデルナの経営に参画したのは、モデルナのプロジェクトが立ち上げられた翌年の２０１１年です。モデルナ・プロジェクトを立ち上げた、後述するベンチャーキャピタル「フラッグシップ・パイオニアリング」のヌーバー・アフェヤンＣＥＯからの要請に応じる形での参画でした。

モデルナのコーポレートサイトによると、バンセルＣＥＯは、モデルナへの参画前、フランスの診断薬メーカーのビオメリューでＣＥＯを5年間務めるなど製薬業界でキャリアを築いてきました。ちなみに、マルセロ・ダミアーニ氏は、バンセル氏がビオメリューのＣＥＯであった時、同社でチーフ・インフォメーション・オフィサー（ＣＩＯ）を務めていました。

バンセルＣＥＯは、エコール・サントラル・パリで工学修士、ミネソタ大学で化学工学の理学修士号、ハーバードビジネススクールで経営学修士を取得。現在、フラッグシップ・パイオニアリングのスペシャル・パートナー、農業テクノロジー企業インディゴ・アグリカルチャーの取締役にも就いています。

バンセルCEOは、2017年6月22日付けコーポレートブログで、モデルナへの経営参画当時を思い起こし、次のように述べています。

「当時、従業員数6000人以上、時価総額25億ユーロ、売上高13億ユーロ以上を誇っていたビオメリューを辞めて、モデルナというスタートアップ企業の二人目の従業員になることを決めた時、一部の人は私のことを少しクレイジーだと思ったようです。私自身、自分が少しクレイジーだと思っていました。しかし、私は、モデルナが一生に一度のチャンスだとも思っていました。白紙の状態で、この会社を作ることができるのですから。科学界ではmRNAを薬として使用することができる可能性があると認識されていましたが、誰もその方法を見つけ出すことはできていませんでした。そして、このコンセプトはほとんど放棄されていました。しかし、(後述するフラッグシップ・パイオニアリングの)ヌーバー・アフェヤン氏が初期のデータを私に教えてくれた時、すぐに、モデルナのテクノロジーを利用すればmRNAを薬として使用することができる可能性が現実になるかもしれないと思いました。もし成功すれば、多くの患者を救うことができる可能性があるのです」

「これまでの経験から、初日から一つのことがはっきりしていました。それは、この会社が成功するためには、デジタル化を一から導入することがチャンスであるだけでなく、必須条件であるということでした」

「私は、（過去にビオメリューでいっしょに働いた）マルセロにCDO（チーフ・デジタル・オフィサー）としてモデルナに加わるように依頼しました。今回のマルセロに対する私の使命は、デジタル製薬企業を構築させることでした」（バンセルCEO、2017年6月22日付けコーポレートブログ　筆者訳、カッコ内は筆者追記）

mRNAプラットフォーム戦略を推進するためのDX化

モデルナのDXにおけるもう一人のキーパーソン、マルセロ・ダミアーニCDOは、2015年にモデルナに入社しました。ダミアーニ氏はビオメリューのCIOを務め、同社のデジタル化に貢献しています。モデルナのコーポレートサイトによると、ダミアーニCDOは、トゥールーズ大学で情報システム・アーキテクチャの修士号を取得した後、

TRIUM（ロンドン・スクール・オブ・エコノミクス、ニューヨーク大学スターン・スクール・オブ・ビジネス、及びHECパリ・スクール・オブ・マネジメントによるグローバル・エグゼクティブMBAプログラム）で経営学修士号を取得しています。

ダミアーニ氏のモデルナでの役割がCDOに加えて「オペレーショナル・エクセレンス・オフィサー」であることは、DXの対象が遺伝子配列にかかわる解析やmRNAを利用したワクチンや医薬品の研究開発に限定されることなく、製造、マーケティング、出荷・流通を含む事業全体に及んでいること、経営層・従業員の意識改革を重要な課題として捉えていることを示唆しています。ダミアーニCDOは次のように述べています。

「私たちの戦略は、多くの治療分野や疾患に対応するmRNA医薬品を同時に開発することです。私たちは、この戦略を推進するために、バイオ医薬品業界では非常にユニークなビジネスモデルとインフラを構築しました。デジタル化は、コアとなる特性であり重要なイネーブラー（支援するもの）です。私たちは、戦略プランニングのあらゆる側面に、デジタル・アプローチとシームレスに統合されたデジタル・ツールを導入しました。究極的には、これを営業活動にまで拡大していきます。このデジタル化への全社的な取り組みは、モデルナが戦略を実行する上で重要な位置を占めると同時に、明確な競争優位性をもたらしています」（モデルナ『White Paper : Building The Digital Biotech Company』、２０１７年６月、筆者訳、カッコ内は筆者追記）

ダミアーニＣＤＯが言う「多くの治療分野や疾患に対応するｍＲＮＡ医薬品を同時に開発する」こと、つまりこれがｍＲＮＡプラットフォーム戦略なのですが、同戦略の成否はモデルナ全体のＤＸ化にかかっているということです。

考え方として、ｍＲＮＡは「設計図」なので書き直しや編集が可能です。そして、書き直しや編集はより適確なアルゴリズムに基づきますが、それにはより多くの集積データとその解析が求められます。さらに、データの集積には現状の「設計図」についての実験や治験が必要となります。これが、ｍＲＮＡプラットフォームが機能するということです。

一方で、先に述べたように、モデルナのＤＸ化とは、クラウドやＡＩ、アナリティクス、データサイエンス、あるいはロボティクスや自動化を重視し、ワクチンや医薬品の研究開発、実験・臨床試験、製造、出荷など業務全般をデジタルシフトすることで、より適確なアルゴリズム、より効果のあるｍＲＮＡの医薬品や手法の開発、より多くの実験や臨床試験、より多くのデータの集積と解析、そしてさらにより適確なアルゴリズム――といったサイクルを回し続けるというものです。つまり、mRNAという「設計図」の書き直しや編集、言い換えればmRNAプラットフォームがいかに機能するかは、モデルナのDX化と大いにリンクしているのです。

モデルナを「生物学に携わるITカンパニー」と位置付けているバンセルCEOがダミアーニCDOに課した使命は、「デジタル製薬企業」の構築でした。その本質こそ、mRNAプラットフォーム戦略を推進するためのDX化なのです。

モデルナの起源フラッグシップ・パイオニアリング

モデルナについて、さらに深掘りしていきましょう。

米国マサチューセッツ州ケンブリッジに本社を置くモデルナは、2010年、ベンチャーキャピタル「フラッグシップ・パイオニアリング」によるヘルスケア・プロジェクトの一つとして立ち上げられました。

フラッグシップ・パイオニアリングは、一般的なベンチャーキャピタルとは異なるユニークな投資手法を採用しています。それは、モデルナがそうであったように、社内で立ち上げたプロジェクトを自分たちで育て、成長に応じて資金を投じていくというものです。そのプロセスは4段階で構成されています。研究所レベルで仮説を立て、それを検証していく段階、科学コンセプトを立証してIP（知的所有権）を取得、そのプロジェクトに従事するチームを作っていく段階、プロダクトやプラットフォームを開発してプロジェクトの事業化を進める段階、そしてCEOを雇ってコーポレートガバナンスを構築、フラッグシップ・パイオニアリング本体からその事業を切り離す段階です。モデルナもこうしたプロセスで育成されました。先に述べた通り、2011年にバンセルCEOを「二人目の従業員」として雇い、2018年12月ナスダックでのIPO（新規株式公開）に至らせました。

フラッグシップ・パイオニアリングのコーポレートサイトには、「私たちは、ヒューマンヘルスとサステナビリティの分野でブレークスルーを創出し、バイオ・プラットフォーム・カンパニーを作ります」と謳われています。フラッグシップ・パイオニアリングはヘルスケアとライフサイエンスの分野を中心にプロジェクトを立ち上げ、2021年7月時点で100社以上の企業を設立、うち47社のイグジット（投資資金の回収）、またモデルナを含む24社のIPOに成功しています。

フラッグシップ・パイオニアリングの創業者兼ＣＥＯはヌーバー・アフェヤン氏です。アフェヤン氏はマサチューセッツ工科大学でバイオケミカル・エンジニアリングの博士課程を修了し、バイオテクノロジー企業の経営に携わった後、２０００年にフラッグシップ・パイオニアリングを創業しました。モデルナの取締役会長やその他の投資先企業の取締役も兼務するアフェヤンＣＥＯがプロジェクトの立ち上げに際して重視するのが、「What if（もし～なら、どうなるのか）」と「It turns out（～ということになる）」という仮説です。

フラッグシップ・パイオニアリングのプロジェクトは、すべて、「もし～なら、どうなるのか」「～ということになる」から始まります。コーポレートサイトには出資するすべての企業が掲載され、そのプロジェクト概要が記されていますが、すべてに「もし～なら、どうなるのか」「～ということになる」が設定されています。

では、モデルナの「もし～なら、どうなるのか」「～ということになる」はどのようなものか。「もし～なら、どうなるのか」は、「患者自身の細胞に対して、病気を予防、治療または治癒することができるタンパク質を作るように指示を出せるなら」。また「～ということになる」は、「ｍＲＮＡの形で、制御できて繰り返せる方法で、人が自ら体内でワクチンや薬を作ることを可能にする〝細胞のソフトウェア〟を設計することができる」です。

やはり、mRNAが登場しています。このモデルナ立ち上げの時に設定されていた仮説はモデルナの事業の根幹をなし、「患者のために革新的医薬品の新世代を創り出すことを目指して、mRNAサイエンスの約束を実現する」というモデルナのミッション、そしてもちろんmRNAプラットフォーム戦略につながっていくことになります。フラッグシップ・パイオニアリングは「バイオ・プラットフォーム・カンパニーを作ります」と謳っていますが、まさにモデルナのmRNAプラットフォームこそ、それが具現化されたものなのです。

業績から見えるモデルナのmRNAプラットフォーム戦略

次に、モデルナの業績を見てみましょう。

もっとも、モデルナは設立からわずか10年余りのベンチャーです。莫大な研究開発費を先行的にかける必要もあるでしょうから、上場しているからと言って短期的な売上高や営業利益などを見て企業評価をすることは必ずしも適切ではありません。一方で、モデルナ

戦略を理解するに当たっては、業績から見えてくる特徴もあ

31日）の売上高は8億3000万ドル（約880億円）

）。売上高急増の理由の一つは、2020年

る新型コロナウイルス・ワクチン「m

もう一つの理由は、新型コロナウ

です。

高、および協業からの

でしたので、モ

に米国

図表6　モデルナの売上

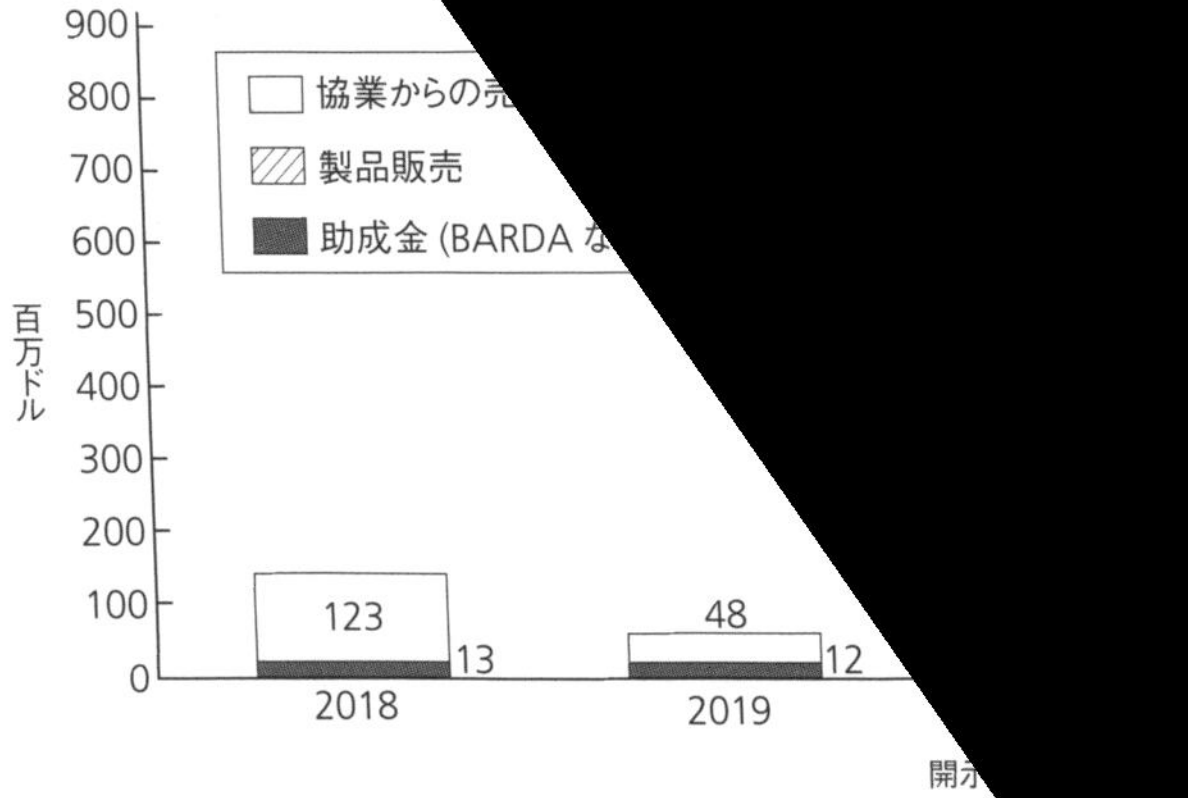
900
800
700
600
500
400
300
200
100
0
百万ドル
協業からの売
製品販売
助成金 (BARDA
123
13
48
12
2018
2019
開

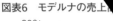

アーマーなどとの戦略提携から得られる収入です。このアプローチにおける原則は、新しいmRNA医薬品の開発にかかわる成果や見返りとリスクを共有するということです。例えば、アストラゼネカとは再生治療や腫瘍免疫、メルクとはがんワクチンの開発で戦略提携をしています。なお、助成金による売上高も協業からの売上高も、共同で研究開発を行うということでは基本的に同じです。

2020年度の売上高が急増した反面、研究開発費が前年度の2・7倍、その他の営業費用も1・7倍に増加しており、営業損失は拡大しています。2020年度の営業キャッシュフローとフリーキャッシュフローは前年度までのマイナスからプラスに転じていますが、その主な理由は収益の繰り延べという会計上の処理によるものとなっています。

共通の特徴を持ったmRNAテクノロジーのグループ「モダリティ」

すでに見たように、モデルナの収益構造は独自事業、助成金事業、協業事業という3つで成り立っています。それぞれの事業でパイプライン（プロジェクト）が複数同時に進行していますが、そうしたパイプラインをある共通項ごとに束ねる単位が、モデルナが「モダリティ」と呼んでいるものです。

もともとモダリティには「様式」「様相」「法性」などの意味がありますが、モデルナはモダリティを「mRNA医薬品の開発にいたる可能性のある、共通の特徴を持ったmRNAテクノロジーのグループ」と定義しています。共通の特徴とは、例えば、望ましい用量反応、投与レジメン（計画）、安全性の目標、あるいは製造手法などに類似性があるということです。モダリティはmRNA医薬品の開発群とも捉えることもでき、「設計図」としてのmRNAが持つそうした共通の特徴を活用して、一つのモダリティ内で複数のmRNA医薬品を効率的に開発することが可能になるという意味合いです。

2015年にCNBCが「ディスラプター50企業」のトップにモデルナを選んだ時、「mRNAが、疾患ごとに一つひとつ薬物療法を定義して作成するという典型的で時間のかかる道程をたどるのではなく、一度に複数の疾患とたたかうことに集中することができる」とモデルナを評しました。また、ダミアーニCDOは、モデルナの戦略をして「多くの治療分野や疾患に対応するmRNA医薬品を同時に開発する」と述べています。これらは、「一つのモダリティ内で複数のmRNA医薬品を効率的に開発する」という意味も含んでいます。モダリティは、モデルナの成長戦略を見ていく上で重要なキーワードなのです。

現在モデルナには、コーポレートサイトによると、2つのコア・モダリティ――「予防ワクチン」「全身性分泌及び細胞表面治療」――と4つの診査モダリティ――「がんワクチン」「腫瘍免疫」「限局性再生治療」「全身性細胞内治療」――が存在し、これら6つのモダリティのもとに合計26のパイプライン（プロジェクト）が走っています（**図表7**、2021年10月16日確認時点）。これらパイプラインが独自事業、助成金事業、協業事業としてそれぞれ売上高へ結びついていくことになります。

モデルナが開発した新型コロナウイルス・ワクチン「mRNA‐1273」は「予防ワクチン」モダリティのパイプラインの一つで、2020年度に独自事業として商用化され製品販売にまで結びつきました。これまでも、「予防ワクチン」モダリティはBARDAやDARPAとの助成金事業、メルクとの協業事業に結び付いています。

現在モデルナは、「予防ワクチン」モダリティの新型コロナウイルス・ワクチン「mRNA‐1273」やサイトメガロウイルス感染症（血液や尿などを介して感染し、成人になってから感染すると発熱や肝機能障害などを起こすことがあるとされる）に対するワクチン開発といった独自事業のほか、「全身性分泌及び細胞表面治療」モダリティではチクングニヤ熱（蚊を介して感染し、患者の大多数は急性熱性疾患の症状を呈するとされる）ウイルスに対する抗体を

プログラムID	進捗	備考
mRNA-1273	商用化（出荷・販売）	
mRNA-1273.351	臨床試験フェーズ2	変異株
mRNA-1273.617	臨床試験フェーズ2	変異株
mRNA-1273.211	臨床試験フェーズ2	変異株
mRNA-1273.213	臨床試験前	変異株
mRNA-1283	臨床試験フェーズ 1	次世代
mRNA-1647	臨床試験フェーズ2	
mRNA-1893	臨床試験フェーズ 1	助成金事業（BARDA）
mRNA-1010 など	臨床試験フェーズ 1	
mRNA-1345	臨床試験フェーズ 1	
mRNA-1653	臨床試験フェーズ 1	
mRNA-1073	臨床試験前	
mRNA-1365	臨床試験前	
mRNA-1189	臨床試験前	
mRNA-1195	臨床試験前	
mRNA-1644 など	臨床試験前	助成金事業（国際エイズ・ワクチン・イニシアチブなど）
mRNA-1215	臨床試験前	助成金事業（NIH）
mRNA-1944	臨床試験フェーズ 1	助成金事業（DARPA）
mRNA-6231	臨床試験フェーズ 1	
mRNA-0184	臨床試験前	
mRNA-6981	臨床試験前	
mRNA-4157	臨床試験フェーズ 2	協業事業（メルク）
mRNA-5671	臨床試験フェーズ 1	
mRNA-2752	臨床試験フェーズ 1	
MED-1191	臨床試験フェーズ 1	協業事業（アストラゼネカ）
AZD8601	臨床試験フェーズ 2	協業事業（アストラゼネカ）
mRNA-3927	臨床試験フェーズ 1	
mRNA-3705	臨床試験前	
mRNA-3745	臨床試験前	
mRNA-3283	臨床試験前	
mRNA-3351	臨床試験前	

モデルナのコーポレートサイトでの開示情報をもとに筆者作成

図表7　モデルナの6つのモダリティと26のパイプライン（2021年10月現在）

モダリティ		no	パイプライン
コア・モダリティ	予防ワクチン	1	「COVID-19」ワクチン
		2	サイトメガロウイルス ワクチン
		3	ジカ ワクチン
		4	インフルエンザ ワクチン
		5	急性呼吸器感染症ウイルス（RS ウイルス）ワクチン
		6	ヒトメタニューモウイルス（hMPV）・パラインフルエンザウイルス 3 ワクチン
		7	「COVID-19」・インフルエンザ ワクチン
		8	小児 RS ウイルス・hMPV ワクチン
		9	エプスタイン・バール・ウイルス（EBV）ワクチン
		10	EBV 治療 ワクチン
		11	HIV ワクチン
		12	ニパウイルス感染症 ワクチン
	全身性分泌及び細胞表面治療	13	チングニヤ熱ウイルスに対する抗体
		14	インターロイキン 2（IL-2）自己免疫障害
		15	レラキシン
		16	PD-L1 自己免疫肝炎
診査モダリティ	がんワクチン	17	がんワクチンのパーソナル化
		18	KRAS ワクチン
	腫瘍免疫	19	インターロイキン 23（IL-23）など固形腫瘍／リンパ腫
		20	インターロイキン 12（IL-12）固形腫瘍
	限局性再生治療	21	血管内皮細胞増殖因子 A（VEGF-A）心筋虚血
	全身性細胞内治療	22	PCCA ／ PCC プロピオン酸血症
		23	MUT メチルマロン酸血症
		24	グルコース -6- ホスファターゼ（G6Pase）糖原貯蔵障害
		25	肺動脈性肺高血圧症（PAH）フェニルケトン尿症
		26	クリグラー・ナジャール症候群

開発するDARPAとの助成金事業、「がんワクチン」モダリティではがんワクチンのパーソナル化（患者本人だけの専用がんワクチン）に関するメルクとの協業事業、「腫瘍免疫」モダリティではインターロイキン12に関するアストラゼネカとの協業事業などをパイプラインとして持っています。

mRNAプラットフォーム戦略の目的は2つです。一つは新しいモダリティを見つけ出して特定すること、つまりモダリティを増やすことです。もう一つは既存のモダリティの有用性を拡大すること、つまり一つのモダリティのもとでのパイプラインを増やすことです。先に「mRNAという『設計図』の書き直しや編集」という言い方をしましたが、それの意味するところは新しいモダリティの特定であったり、既存のモダリティの有用性・応用性の拡大であったりします。そして、それらを通して、新しい治療法を発見したり、既存の治療法の有用性や応用性を拡大したりするのです。

モデルナのmRNAプラットフォーム戦略を詳解する

それではモデルナのmRNAプラットフォーム戦略についてより詳しく見ていきますが、ここで基本的な用語の意味を押さえておきましょう。

ワクチンとは

ワクチンとは、ウイルスや細菌などによる感染症を予防するための医薬品です。

例えば、インフルエンザウイルスが人の身体に入ってくると抗体ができ、その抗体が「インフルエンザウイルスは身体にとって悪いものだ」と記憶します。そして、次に同じインフルエンザウイルスが身体に入ってきた時、その抗体がインフルエンザウイルスを身体から排除するように働きます。つまり、インフルエンザウイルスが身体に危害を加えること（感染症が発症すること）を予防する役割を担うのが抗体で、これが人の持つ免疫システムです。

ワクチンとは、この免疫システムを人工的に起動させて感染症を予防するものです。つまり、ワクチンを接種する、ワクチンを体内に投与することで、あらかじめ体内に抗体を作っておくのです。病原性を持った悪いウイルスがいつ体内に侵入してきてもよいように、抗体を武器にして悪いウイルスとたたかう備えをしておくということです。その後悪いウイルスが実際に体内に侵入してきた場合、体内で作られていた抗体はその悪いウイルスの目印である抗原と結合し、そのウイルスを排除するように働きます。こうして感染症が予防されることになります。

従来のワクチンタイプとして、代表的なものでは、身体に悪さをする病原性を消失させたウイルスを投与する不活性化ワクチン、病原性を弱めたウイルスを投与する生ワクチンがあります。これらのワクチンは無毒化された、または弱毒化されたウイルスを予防接種という形であえて体内に取り込むことで、人の免疫システムを起動させるというものです。

mRNAワクチンの仕組み

新型コロナウイルス・ワクチンでは、日本でも使用されているアストラゼネカ製はウイルスベクターワクチンです。ウイルスベクターワクチンは、新型コロナウイルスのスパイクタンパク質（後述）を作る遺伝子を弱毒性ウイルスに組み込み、そのウイルスごと投与するという手法。無害なウイルスが人の細胞に感染して、新型コロナウイルスのものと同じスパイクタンパク質が作られるようになり、それを受けて抗体ができるという仕組みです。無害なウイルスをベクター（運び屋）として使うことから、そのように呼ばれています。

また、厚生労働省は、ノババックス製の新型コロナウイルス・ワクチンについて、早ければ2022年初頭から1億5000万回分の供給を受ける契約を、国内で生産・流通を担う武田薬品工業との間で締結したと発表しています。ノババックス製の新型コロナウイルス・ワクチンは組み換えタンパクワクチンと呼ばれるもので、ウイルスを構成する成分である抗原タンパク質を昆虫細胞や哺乳動物細胞などで作り、それを単離・精製したワクチンです。抗原タンパク質を体内に投与することで、人の免疫システムを起動させ、本当の感染に備えます。

一方、mRNAワクチンは、不活性化ワクチン、生ワクチン、ウイルスベクターワクチン、組み換えタンパクワクチンとは異なり、「自分の細胞が自らタンパク質を作るための設計図」であるmRNAを投与することになります。モデルナ製「mRNA-1273」とファイザー製の新型コロナウイルス・ワクチンのワクチンタイプがmRNAワクチンです。その仕組みをもう少し詳しく説明しましょう。

DNAは身体を作る遺伝子情報が詰まった設計図ですが、その設計図の中から必要となる部分だけをコピーしたものがmRNAです。言い換えれば、DNAには無数の設計図の組み合わせが格納されていて、そのうち必要となる設計図の部分だけをコピー、エンコードしたものがmRNAです。体内では、mRNAの設計図の通りにタンパク質が作られます。悪いウイルスとたたかう抗体はタンパク質からできているので、mRNAはその抗体を作り出すための設計図となります。

新型コロナウイルスに対抗するためのmRNAワクチンでは、新型コロナウイルスのスパイクタンパク質の設計図が使用されます。スパイクタンパク質とは新型コロナウイルスの表面にある突起部分で、新型コロナウイルスが人の細胞に感染するときの足がかりとなるもの。このスパイクタンパク質を退治できれば、感染を防ぐことができます。

なお、本章の冒頭で述べたように、2020年1月10日に新型コロナウイルスの遺伝子情報がインターネット掲示板に公開されました。この遺伝子情報には、もちろん、スパイクタンパク質の遺伝子情報も含まれていました。フラッグシップ・パイオニアリングによるモデルナ・プロジェクト立ち上げの段階から「患者自身の細胞に対して、病気を予防、治療または治癒することができるタンパク質を作るように指示を出せるなら」「mRNAの形で、制御できて繰り返せる方法で、人が自ら体内でワクチンや薬を作ることを可能にする〝細胞のソフトウェア〟を設計することができる」という仮説を立て、mRNAについて研究開発を進めてきたからこそ、モデルナは、公開された遺伝子情報（設計図の組み合わせ）を使用することで、わずか3日間でスパイクタンパク質の設計図を作ることができた、つまりmRNAワクチン候補の設計を完了させることができたのです。

新型コロナウイルスに対抗するmRNAワクチンを接種すると、体内に取り込んだmRNAの設計指示の通りに、細胞がスパイクタンパク質を作っていきます。その後、細胞内で作られたスパイクタンパク質はいったん細胞の外に放出され、免疫細胞によって捕食・分解されます。このとき免疫細胞はスパイクタンパク質の破片を細胞の表面に送って、別の免疫細胞がその破片を目印に新型コロナウイルスを悪いウイルスとして認識します（**図表8**）。これをきっかけに悪いウイルスとたたかう抗体が作られます。

抗体の量は時間の経過にともなって少なくなっていきますが、ワクチンを接種したことによって身体に存在する免疫細胞がスパイクタンパク質を記憶しています。新型コロナウイルスが体内に侵入してきた場合、記憶をもとに抗体を作り出し、新型コロナウイルスのスパイクタンパク質を目印にして、そのウイルスとたたかいます。こうして、新型コロナウイルスが体内で増殖するのを防ぎ、新型コロナウイルス感染症の発症や重症化を防ぐことができるというわけです。

図表8　メッセンジャーRNA（mRNA）の仕組み

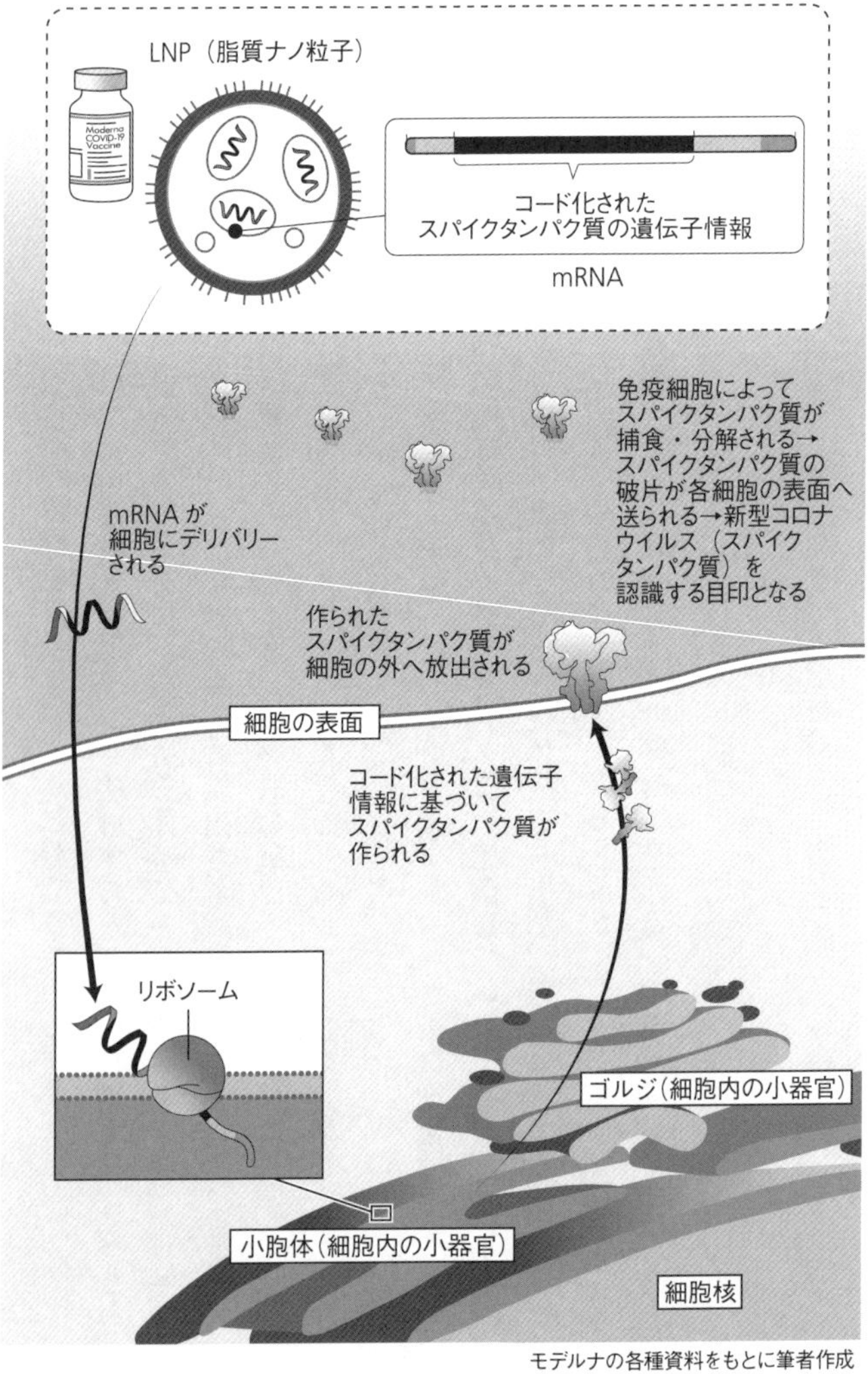

モデルナの各種資料をもとに筆者作成

モデルナは、実は「mRNA-LNP」カンパニー

冒頭からここまでの説明で、またmRNAワクチンの仕組みを知ることで、モデルナの戦略におけるmRNAの重要性を理解していただけたのではないでしょうか。

しかし、mRNAは、新型コロナウイルスのスパイクタンパク質の遺伝子情報を使用した「自分の細胞が自らタンパク質を作るための設計図」でしかありません。よって、その「設計図」を自分の細胞にまで運ぶ必要があります。とすると、mRNAワクチンには、mRNAそのものが持つ「設計図」の機能に加えて、「デリバリー」の機能も備えられていなければなりません。さらに言えば、もちろんモデルナは医薬品製造事業者ですので、そうした「設計図」機能と「デリバリー」機能を備えたワクチンや医薬品を大量に製造する能力を備える必要があります。

モデルナは、ここまで述べてきた「mRNA」に「デリバリー」と「製造プロセス」を加えて、これらを戦略的に研究開発の三本柱に据えています。そして、自らを、これら3つが統合された「mRNA-LNP」カンパニーと呼んでいるのです。

ここで「LNP」という単語が出てきました。LNPは「Lipid Nano Particles」の略で、「脂質ナノ粒子」という意味になります。その役割は、設計図としてのmRNAを包み込

み保護し、それを細胞にまでデリバリーすること。つまり、mRNAワクチン「mRNA-1273」は、デリバリー機能を担う脂質ナノ粒子LNPと遺伝子情報を含んだ設計図mRNAとのセット。その意味で、モデルナは「mRNA-LNP」カンパニーなのです。

モデルナのmRNAプラットフォーム戦略における研究開発の三本柱は、「mRNA」「デリバリー」「製造プロセス」です。「mRNA」領域では免疫システム、タンパク質の発現、細胞の標的化、「デリバリー」領域ではLNPの安全性・耐容性、デリバリー効率の向上、表面特性、そして「製造プロセス」領域では薬理効果をより向上させるような「mRNA-LNP」製造プロセスの研究開発に重きが置かれています。「mRNA」「デリバリー」「製造プロセス」の3つの領域が同時に精緻化されていくことで、mRNAプラットフォームは強化されることになります。

mRNAとLNPが車の両輪のごとく機能して、さらに両者の効果を高める製造プロセスが存在してはじめて、モデルナのmRNAワクチン、mRNAプラットフォームなのです。

先に、モダリティについて述べました。モダリティは「mRNA医薬品の開発にいたる可能性のある、共通の特徴を持ったmRNAテクノロジーのグループ」と定義されていますが、ここで言う「mRNAテクノロジー」とは研究開発の三本柱——「mRNA」「デリバリー」「製造プロセス」——の総称と理解すればよいと思います。つまり、モダリティとは、設計図としての「mRNA」において共通の特徴を持つだけではなく、「デリバリー（LNP）」においても、そして「製造プロセス」においても共通の特徴を持っているグループなのです。その結果として、あるモダリティには、例えば望ましい用量反応、投与レジメン、安全性の目標、あるいは製造手法などに類似性が生まれてくるのです。

モデルナが「mRNA」「デリバリー」「製造プロセス」それぞれで研究開発を進めるに当たって目指すところは、結局は、mRNAプラットフォームの目的と同じです。すなわち、「mRNA」「デリバリー」「製造プロセス」に共通する特徴を発見することによって、新しいモダリティを見つけ出して特定すること、そして既存のモダリティの有用性や応用性を拡大することなのです。

ソフトウェア的、デジタル的、プラットフォーム的性格を持つmRNA

繰り返しですが、新型コロナウイルス・ワクチンに使われるmRNAは、新型コロナウイルスのスパイクタンパク質の遺伝子情報を使用して作製される「自分の細胞が自らタンパク質を作るための設計図」です。よって基本的には、新型コロナウイルスのスパイクタンパク質の遺伝子情報さえ入手できれば、mRNAワクチンの設計・開発は短期間で進みます。実際、モデルナの新型コロナウイルス・ワクチン「mRNA－1273」がそうでした。

また、「設計図」は書き直しや編集が可能です。もしそのウイルスが変異したとしても、変異したウイルスに関する遺伝子情報を入手できれば、理論的にはそれを使用して改良したmRNAを作ればよいということになります。モデルナで言えば、そのための体制が「予防ワクチン」モダリティであり、そこに属する新型コロナウイルス・ワクチンのパイプラインです（**図表7**の「COVID-19」ワクチン）。実際、「mRNA－1273」は2020年に商用化され製造、販売・出荷されていますが、2021年以降もその製造能力とサプライチェーンの強化がされると同時に、新型コロナウイルス・ワクチンのパイプラインでは変異株に対応するワクチン（「mRNA－1273・351」「mRNA－1273・617」など）のプログラムが進んでおり（**図表7**）、新たな遺伝子情報の入手、かかる「mRNA」「デリバリー」「製造プロセス」に関する研究開発も継続されています。

さらに、そうしたmRNAテクノロジーの特性は、がんも含めどのようなワクチンや医薬品の設計・開発にも応用可能なはずです。実際モデルナには6つのモダリティが存在し、それぞれにおいて有用性・応用性の拡大が目指されています。また、もしこれまで認識されていなかった特性を持つmRNAテクノロジーのグループを発見して特定したなら、新しいモダリティを立ち上げることになるでしょう。つまり、mRNAテクノロジーは、まるでソフトウェアのようにプログラミングや再プログラミングをすることが可能なのです。

整理すると、モデルナのmRNAプラットフォーム戦略とは、「一つのワクチンや医薬品の開発において『mRNA-LNP』アプローチが機能するなら、そのアプローチは他のワクチンや医薬品の開発においても機能する」というものです。

この考え方が、DNAとmRNAとタンパク質の三者の関係性として示されたのが、モデルナが作成した**図表9**です。それによると、DNAはタンパク質を作るための設計図を格納する「ストレージ」、mRNAはDNAを使って作られるもので、細胞に対してタンパク質を作るように指示を出す「ソフトウェア」、タンパク質はmRNAを使って作られるもので、すべての細胞に必要な機能を実行することによって生命の基礎を形成する「アプリケーション」と位置付けられています。そして、モデルナはmRNAを「生命のソフトウェア」と呼んでいます。つまり、モデルナは、DNA・mRNA・タンパク質の関係

図表9　DNAとmRNAとタンパク質の関係についての考え方

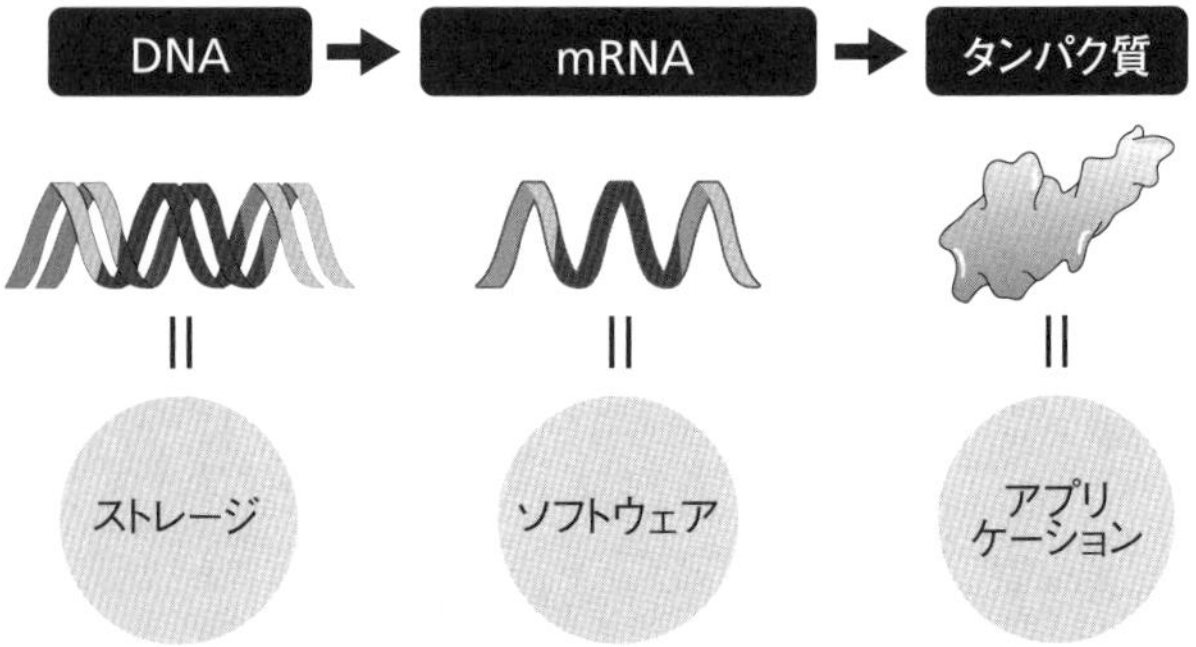

2021年5月27日『Fourth Annual Science Day』をもとに筆者作成

性を、ストレージ（ハードウェア）・ソフトウェア・アプリケーションの関係性に見立てているわけです。

モデルナは「バイオテク界のテスラ」と呼ばれていますが、モデルナのこのストレージ（ハードウェア）・ソフトウェア・アプリケーションの関係性はテスラの自動運転の思想と似かよっています。テスラのＥＶ（電気自動車）はＯＴＡ（オーバー・ジ・エア）という機能で常時インターネットと接続され、ＥＶにおけるＦＳＤ（フル・セルフ・ドライビング）という自動運転のソフトウェアが順次プログラミング、再プログラミングされてアップデートされる仕組みになっています。これによって、テスラのＥＶは最新の自動運転の仕様を装備することができます。

つまり、テスラもＯＴＡ（及びクラウドやサーバ）・ＦＳＤ・自動運転の関係性を、ストレージ（ハードウェア）・ソフトウェア・アプリケーションとして捉えています。

モデルナの発想は、ｍＲＮＡがソフトウェア的、デジタル的、プラットフォーム的性格を有している点に注目した、まさにテクノロジー企業の発想です。ｍＲＮＡプラットフォーム戦略が機能するなら、そこでは生命活動の基礎となるさまざまなアプリケーション（タンパク質）が開発される。アップル「ｉＯＳ」やグーグル「アンドロイドＯＳ」上でスマホアプリが開発されるのと同じ思想なのです。

モデルナは、ｍＲＮＡプラットフォームを基盤にしてエコシステムを構築します。実際、モデルナは米国政府機関や財団、ビッグファーマーとのｍＲＮＡテクノロジーに関する共同研究を進め、それらから助成金収入や協業収入を得ています。エコシステムは、より多くの実験や臨床試験、より多くのデータの集積と解析などにおいてネットワーク効果をも引き出し、将来の研究開発へ大きく貢献するでしょう。同時に、モデルナのｍＲＮＡプラットフォームは強化され、それによってモデルナのエコシステムはさらに拡充するという好循環が生まれる。モデルナは、ｍＲＮＡテクノロジーの強みを梃子《てこ》にしたデジタル製薬企業であり、プラットフォーム企業なのです。

mRNAプラットフォーム戦略を支えるデジタルトランスフォーメーション

あらためて、モデルナのmRNAプラットフォーム戦略を次の5つにまとめてみます。

✓ mRNAプラットフォーム戦略とは、mRNAを使用した手法によって、開発期間の短縮や開発コストの削減を実現し、予防や治療の効果をより広範囲に及ばせたり、一度に複数の疾患に対応したりすることで、ワクチンや医薬品の開発で競争優位を確立すること。

✓ mRNAプラットフォーム戦略の目的は、新しいモダリティを見つけ出して特定する（モダリティを増やす）こと、および既存のモダリティの有用性を拡大する（一つのモダリティのもとでのパイプラインを増やす）こと。

✓ mRNAプラットフォーム戦略とは、研究開発の三本柱「mRNA」「デリバリー（LNP）」「製造プロセス」に共通する特徴を発見していくことで、新しいモダリティの特定および既存のモダリティの有用性や応用性を拡大すること。

✓ mRNAプラットフォーム戦略では、一つのワクチンや医薬品の開発において「mRNA-LNP」アプローチが機能するなら、そのアプローチは他のワクチンや医薬品の開発においても機能する。

✓　mRNAプラットフォーム戦略を基盤として形成されるエコシステムでは、データの集積と解析に寄与するネットワーク効果が引き出され、mRNAプラットフォームが強化されるとともに、エコシステム自体もさらに拡充する。

これらmRNAプラットフォーム戦略が機能するためには、その前提として、より適確なアルゴリズム、より効果のあるmRNAの医薬品や手法の開発、より多くの実験や臨床試験、より多くのデータの集積と解析、さらにより適確なアルゴリズム——といったサイクル（**図表4**）を回す必要があります。そして、そのためにモデルナに求められたのがDX化です。モデルナのmRNAプラットフォーム戦略とDX化はセットで捉えるべきなのです。

実際、モデルナは創業以来、自動化やロボティクス、アナリティクス、データサイエンス、AIなどに1億ドル以上を投資。それによって、研究開発、実験・臨床試験、製造、出荷など業務全般をデジタルシフトしてきました。さらに2021年以降の5年間でも、1億ドル以上をデジタル化に投資する予定だと言います。

モデルナは、デジタル化を推進する要素として〝「生命のソフトウェア」mRNA〟、〝モダリティ中心のアプローチ〟、〝エコシステム〟、および〝テクノロジー革命を最大限に利活用すること〟の4つを挙げています。前者3つは、先述のmRNAプラットフォーム戦略を整理した5項目から推察することができます。一方、〝テクノロジー革命を最大限に利活用すること〟については、ヒトゲノムや遺伝子関連のライフサイエンス、またクラウドやAIなどデジタルテクノロジーの進歩が顕著な中、バンセルCEOはAIドリブン・カンパニーを作ることを目指して着任後に、

（1）データのすべてをAWS（アマゾン・ウェブ・サービス）などクラウドに移行する。
（2）ローカルドライブで管理されているエクセルなどを廃止してデータの統合を行う。
（3）自動化&ロボティクスを導入して完全にコントロールできる生産体制を構築する。

というゴールを設定していました。

モデルナは、デジタル化のメリットとして4点を挙げています。それらは、①クオリティ、②スピード、③スケーラビリティ（拡張性）、④コストです。

① クオリティでは、自動化とデータのシームレスな統合をはじめデジタル化を通してヒューマンエラーが削減されることになります。

② スピードでは、デジタル化を通して、エコシステム全体にmRNAに関する実験・治験情報を迅速に提供し、mRNA医薬品の設計を加速させ、またリアルタイムでデータを収集、分析、共有することができます。

③ スケーラビリティとは、モダリティの中で、あるいはモダリティにまたがって増加するmRNAの研究プログラムにデジタル化を通して対応するということです。

④ コストとは、効率性を極大化するために、すべての研究プログラムにわたって利活用することができるインフラを構築するということです。

これらが結実して、モデルナの生産性は「世界規模のバイオテクノロジー企業と同等レベル」に到達していると言います（コーポレートブログ『How Moderna is Building a Digital Biotech』、2020年3月2日）。モデルナがファイザーなどビッグファーマーと並んで新型コロナウイルス・ワクチン「mRNA-1273」を迅速に開発、世界に向けて販売・出荷することができたのは、創業以来ソフトウェア的、デジタル的、プラットフォーム的性格を有する「mRNA」及び「デリバリー（LNP）」「製造プロセス」にかかわるテクノロジーを軸にmRNAプラットフォーム戦略を推進し続けたこと、そしてそれを支えるデジタル化、DX化を重視し続けたことによるのです。

「デジタル・ビルディング・ブロック」をもとに業務サイクルを自動化・AI化

モデルナがmRNAプラットフォーム戦略を強化していくために重要なポイントが、「デジタル・ビルディング・ブロック」に基づいていることです（図表10）。

「デジタル・ビルディング・ブロック」とは、モデルナがDX化を推進するにあたって構築している6層からなる概念上のインフラです。DX化の基本原則とも捉えることができます。

まず土台になっているのが「クラウド」です。クラウドはデジタル・インフラの基盤としての役割を担います。データの統合や構造化、コンピューティング能力、操作性やセキュリティ、コストなどの観点からクラウドの戦略的な活用は非常に重要です。

クラウドの上段には「ビジネスプロセスとデータの統合」が置かれています。ビジネスプロセスやデータの統合、構造化によって、業務やデータの孤立を防ぐことができます。また、エコシステムでのシステム間のデータフロー円滑化を通してビジネスプロセスの自動化、運用のリアルタイム同期も可能になります。

その上段は「IoT（モノのインターネット）」です。IoTを通して得られる膨大なデー

図表10　モデルナのDX「デジタル・ビルディング・ブロック」と自動化サイクル

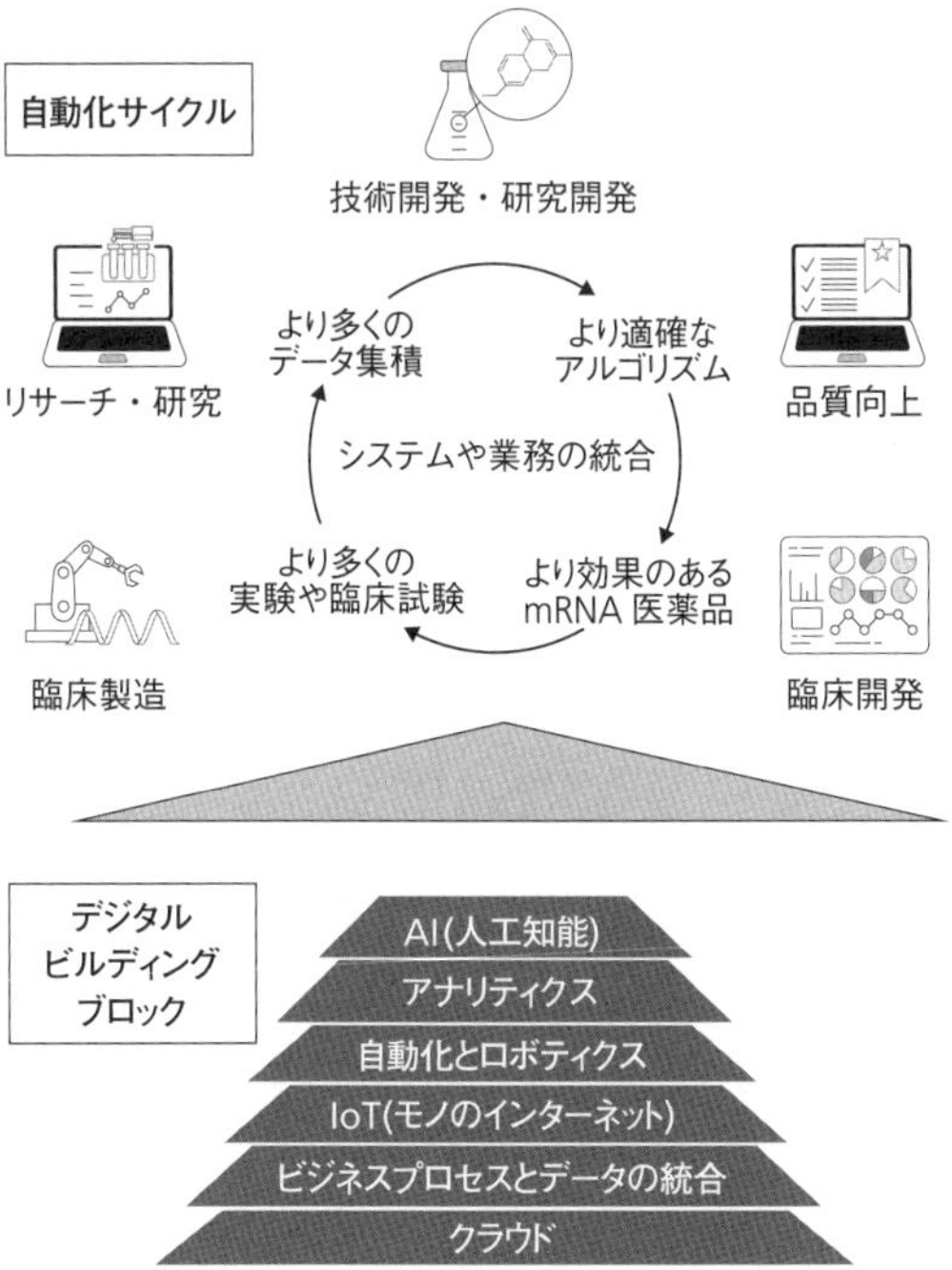

2017年6月『White Paper Building The Digital Biotech Company』、および
2021年5月6日『First Quarter 2021 Financial Results』をもとに筆者作成

タは、データサイエンティストやエンジニアにリアルタイムのデータ解析や研究開発におけるガイダンスを提供するのはもちろんのこと、材料トレーサビリティ、在庫管理、エネルギー消費の最適化など製造やサプライチェーンにかかわる業務にも役立つことになります。

さらにその上段には「自動化とロボティクス」がきます。自動化とロボティクスは直接的に事業革新につながります。業務精度の向上、本質的にはmRNAテクノロジーの再現性（新しいモダリティの特定や既存モダリティの有用性・応用性の拡大）の促進などとともに、実務でのヒューマンエラーの削減、品質やコンプライアンスの向上といった効果も期待することができるでしょう。

そして、その上段にくるのが「アナリティクス」です。アナリティクスとは、集積されたデータを解析して利活用するもの。最新のツールと分析手法を用いて、科学的かつ事業上の観点からの最適な意思決定に役立ちます。

最上段に位置付けられるのが「ＡＩ」です。ＡＩの役割は学習と推論ですが、ここでは分析や予測モデリングなどが行われます。そして、「デジタル・ビルディング・ブロック」がデジタル・インフラとして機能することによって、より適確なアルゴリズム、より効果のあるｍＲＮＡの医薬品や手法の開発、より多くの実験や臨床試験、より多くのデータの集積と解析、さらにより適確なアルゴリズム——といったサイクルが自動化・ＡＩ化され、それが加速することになるのです（**図表10**）。

DX化における2つのエンジン、「リサーチエンジン」と「初期開発エンジン」

モデルナにはＤＸ化において自動化サイクルを回し続けるトリガーとなる２つのコア「エンジン」があります。「リサーチエンジン」と「初期開発エンジン」です。

前者は、数多くのｍＲＮＡの研究プログラムがコンセプト段階から開発候補へのノミネーション段階まで同時に進められるように設計されています。後者は、臨床研究を通じて開発候補事案を人によるプルーフ・オブ・コンセプト（概念実証）の段階にまで進めていくものです（**図表11**）。

ＤＸ化においては、それぞれに固有の要件と２つのエンジンの間の継続性が求められ、モデルナ内製のソフトウェアとアルゴリズム、および市販されている既製ソリューションの両方が利用されています。内製のソフトウェアとアルゴリズムは、研究の特異性と差別化ニーズ、および短いサイクルに対応する頻繁な変更をサポートし、既製のソリューショ

図表11　モデルナDX化の2つのエンジン

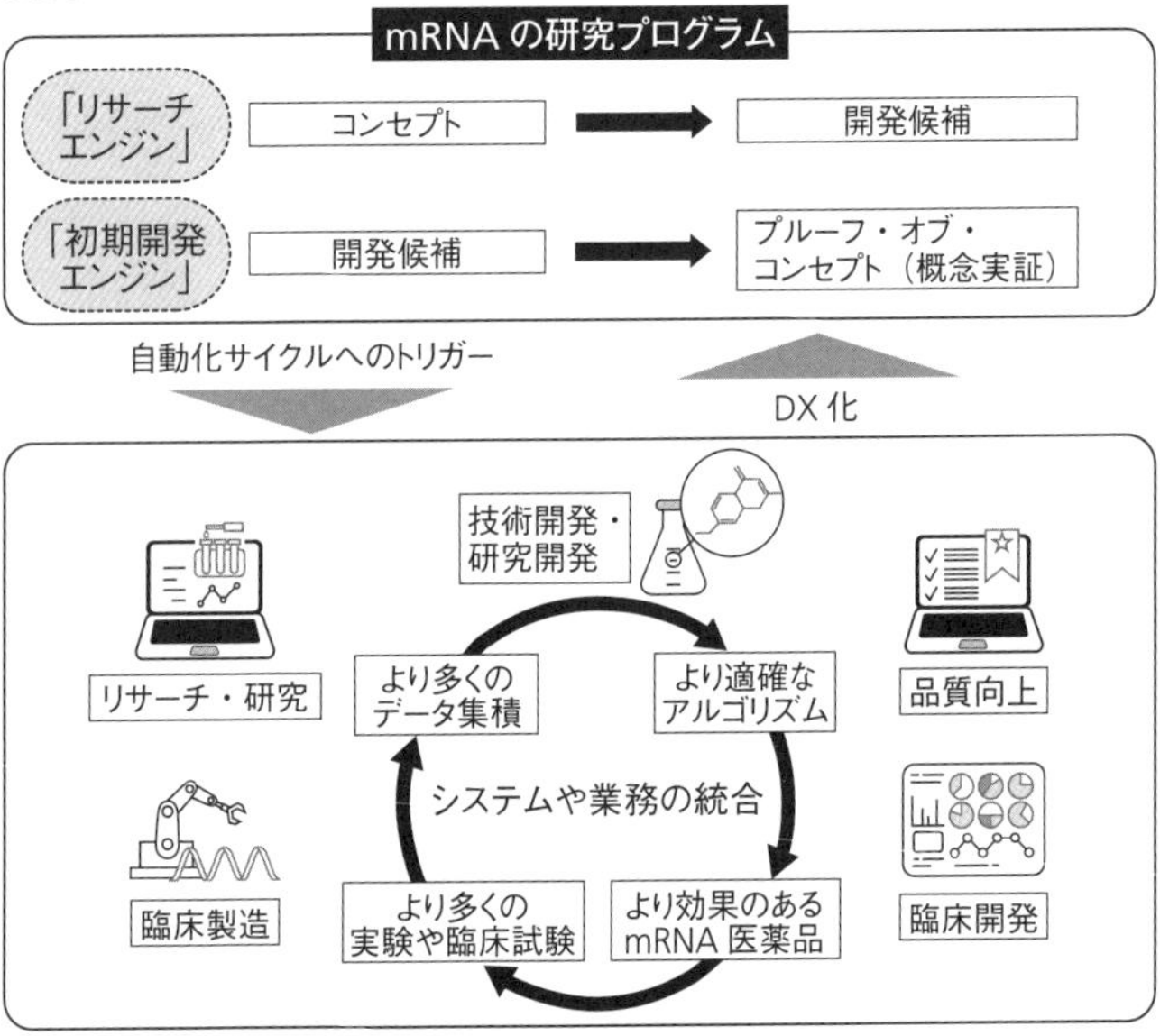

2020年3月2日、コーポレートブログ『How Moderna is Building a Digital Biotech』などをもとに筆者作成

ンを統合することでシームレスなビジネスプロセスを確保するとされています。

もちろん、モデルナのＤＸは製造にも及んでいます。

モデルナは、２０１８年７月までにマサチューセッツ州のノーウッド工場を稼働させました。ノーウッド工場は、製造にかかわるデータが統合されるとともに、デジタル化・自動化された施設として設計されています。材料調達、製造、製品試験、研究情報、資産管理、文書管理、規制当局対応などもデジタル化

図表12　ノーウッド工場における製造のデジタル化〜プロセス開発"Create"と製造"Make"

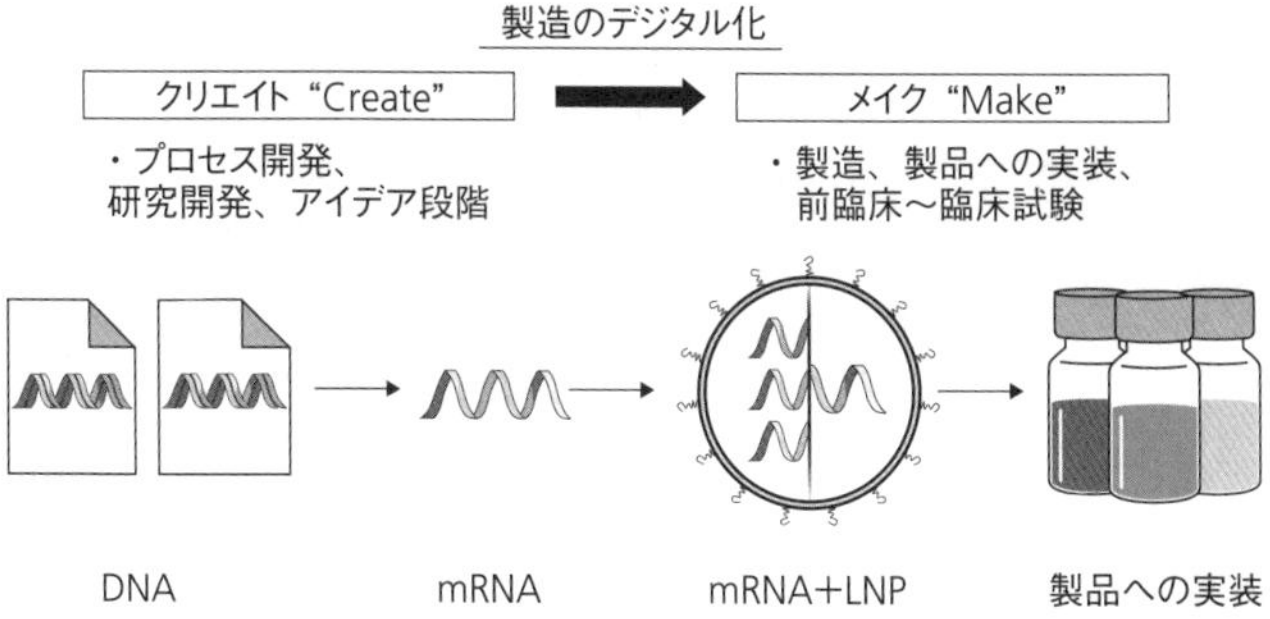

『Background on Moderna Manufacturing: Why Norwood?』(2020年)などをもとに筆者作成

されています。

ノーウッド工場では、プロセス開発や研究開発の「クリエイト Create」部門と製造の「メイク Make」部門が同じ場所に配置されており、アイデアから実装への移行が迅速にできるような体制に設計されています（**図表12**）。

モデルナの成長戦略

「生命のソフトウェア」であるｍＲＮＡのテクノロジーをベースに、既存モダリティをアップデートして有用性・応用性を拡大していくこと、そして新しいモダリティを特定すること。そうした作業を、ＤＸ化によって構築した好循環の自動化サイクルにできるだけ乗せていくこと。これがモデルナの成長戦略です。

図表13　モデルナの「20年ジャーニー」

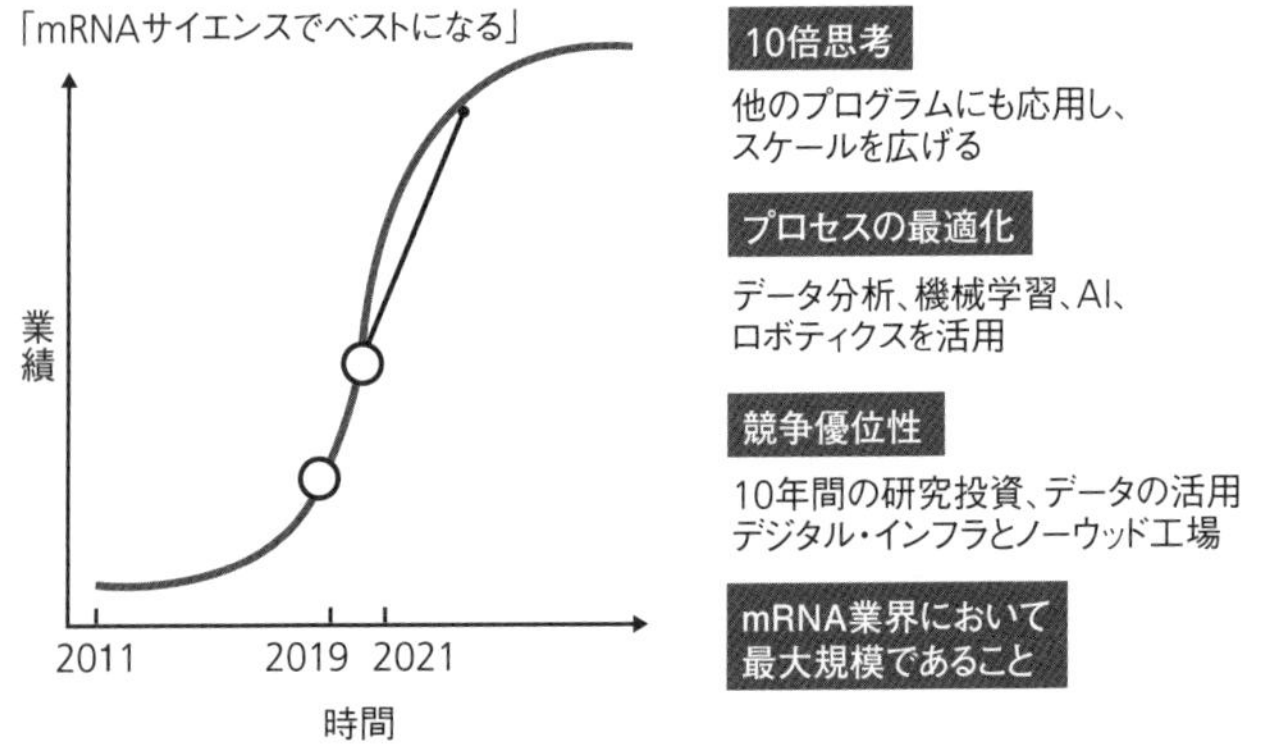

2021年5月27日、『Fourth Annual Science Day』をもとに筆者作成

モデルナは、立ち上げからの「20年ジャーニー」で「mRNAサイエンスでベストになる」とコミットしています（図表13）。現在その折り返し地点にいるわけですが、新型コロナウイルス・ワクチン「mRNA-1273」の販売・出荷や供給契約締結によって飛躍を遂げた段階です。そして、ベストになるためのドライバーとして、スケーラビリティを想定した「10倍思考」、データ分析、機械学習、AI、ロボティクスなどデジタルテクノロジーを活用した「プロセスの最適化」、デジタル・インフラとノーウッド工場による「競争優位性」、および「mRNA業界において最大規模であること」を挙げています。

最後に、バンセルCEOの「10倍思考」に関するインタビュー記事を引用して本章の結びにしたいと思います。

「私は当社が、今後10年間で10倍の規模になると予想しています。この『10倍思考』は、私が経営してきた中でも最も重要な考え方です。私は毎朝オフィスに来るたびに、この事を意識します。人の心の不思議なところは、時間的な制約が厳し過ぎると創造性が失われてしまうことです。10年という時間枠があれば、大きな事を考える余裕が生まれます。私たちがよく使うもうひとつの考え方は、『もしも魔法の杖を持っていたら』というものです。このようにしてビジョンが合意されると、私たちはこのビジョンとそれを達成するために必要な段階的なステップに向かって、ペダルを逆に踏みます。私たちはこの10年間、毎日この作業を行ってきました。私たちの最大の課題は、文化の希薄化にあります。私たちは素晴らしい技術を持っており、技術力が劣後するリスクはもはや過去のものとなりました。財務的なリスクも今では緩和されています。計算されたリスクを取り、迅速に行動し、データに適応するという、当社をここまで成長させた文化を維持するように努力しなければなりません。私たちの判断は全てデータに基づいて行われるのです」（Pictet のコー

ポレートサイト　バンセルCEOとピクテ・グループ　シニアパートナーのルノー・デ・プランタ氏との対談、2021年7月2日）

「AIの場合、最大の課題は経営層の意識改革です。当社では、10年以上にわたって何千もの実験を行ってきましたが、これらのインプットから得られたmRNAのインサイトをコンピュータが提供するようになりました。コンピュータは人間には見つけることができない相関関係を、大量のデータから見つけ出すことができます。AIを会社のDNAの一部にするために、社内のトップ200人がいかにAIを使いこなせるようにするかが課題です」（同）

モデルナは、2020年、初めての商用製品となる新型コロナウイルス・ワクチン「mRNA‐1273」を販売・出荷し、売上高が急増しました。2021年以降も、すでに供給契約を締結している13億回以上の「mRNA‐1273」の出荷・販売からの売上高が計上されてくるでしょう。また新型コロナウイルス・ワクチン以外にも、mRNAテクノロジーに関する6つのモダリティのもと26のパイプライン（プロジェクト）が進められており、それらが独自事業、助成金事業、または協業事業として売上高を計上し、さらには商用化も十分視野に入ってくるでしょう。

その一方で、厚生労働省は、モデルナから調達した新型コロナウイルス・ワクチン「mRNA－1273」の一部のロットに異物が混入していたこと、その異物は製造機器の組み立て時の不具合により混入したステンレスの破片であったことを発表しました。当該ロットや同じ時期に同じ設備で製造されたロットについては使用見合わせや自主回収がされ、また異物混入がワクチン自体の有効性・安全性へ影響することはないとされていますが、国民に大きな不安を抱かせる事案であったことには違いありません。

この異物混入ロットは、モデルナが製造委託するスペインの製薬企業「ロビ」が製造・出荷したワクチンです。モデルナは2018年にノーウッド工場を稼働させましたが、新型コロナウイルス・ワクチンの製造に自前での製造インフラの構築が追いついておらず、依然ロビなど数社へ製造をアウトソースしています。このことは2020年度SEC（米国証券取引委員会）提出文書にも記載されていますが、モデルナにとって製造能力の増強はDX化とともに今後の重要な課題の一つとなっています。

先のインタビューの中でバンセルCEOが「今後10年間で10倍の規模になる」と予想し

ているように、モデルナはいまだ立ち上げからの「20年ジャーニー」の道半ばにいるに過ぎません。新型コロナウイルスは変異を繰り返すため、モデルナの新型コロナウイルス・ワクチンは、変異に対応するための同パイプライン内プログラムを増やすことで、今後も改良が継続されなければならないでしょう。また、今回の異物混入だけに限らず、製造やサプライチェーンを含むオペレーションの過程ではまだまだ課題が出てくる可能性もあります。しかし、これらを含めて、モデルナは次世代ヘルスケア産業のキー・プレーヤーとして引き続き注視していく必要があるでしょう。

第2章

新型コロナウイルスが加速させたヘルスケア産業の変革

コロナ禍が加速させたヘルスケア産業の破壊

本章では、激変するヘルスケア産業を読み解くポイントを整理するとともに、今誕生しようとしている「次世代ヘルスケア産業」の全容を概観することにします。ここで参考にしたいのは、スタートアップ企業やテクノロジー企業に関するデータベースを提供する「CBインサイツ」が2020年のヘルスケア産業についてまとめたレポート「State of Healthcare Report : Investment & Sector Trends to Watch」です。当レポートが「マーケットドライバー（市場を動かす要因）」として取り上げていたものを、いくつか紹介しましょう。

第一のマーケットドライバーは、いうまでもなく新型コロナウイルスです。2020年初頭に端を発するコロナ禍は世界経済に深刻なダメージを及ぼしましたが、これを機にさまざまな規制が緩和され、テクノロジーは飛躍的な進化を遂げました。世界最大のテクノロジー見本市「CES2021」に参加した筆者は、そこで紹介された次のような発言が印象に残っています。このパンデミックがイノベーションを加速させたという事実を異口同音に語るものです。

「イノベーションは経済的に厳しいときに加速し、集中して起き、その力は解き放たれ、経済が復活し始める。そして、力強い新たなテクノロジーの変化の波を先導していく」（英国のエコノミスト、クリストファー・フリーマンの発言）

「私たちは、2カ月間で2年分のデジタルトランスフォーメーションが起こるのを経験した」（マイクロソフトCEO、サティア・ナデラ氏の発言）

CES2021ではまた、Eコマースのボリュームが8週間で10年分増加したこと、オンライン学習が2週間で2億5000万人の生徒を獲得したことなどを例に出しながら、デジタル化の波の大きさが示されました。

今やデジタル化の波は、これまでデジタルネイティブ企業に淘汰されるばかりだった典型的な「オールドエコノミー」にまで及んでいます。象徴的な事例が「5年分の成長をわずか5週間で達成」したと語る、米国のウォルマートです。2021年1月に開催された小売業界の展示会「NRF2021」には、チーフ・カスタマー・オフィサーのジェイニー・ホワイトサイド氏が登壇。コロナ禍でウォルマートのオンライングロサリー（ネットで注文して店舗で受け取るサービスや配送してもらうサービス）が急増したことにともない、ストアピックアップ（店頭引き取り）と配送サービスが2021年度第1四半期において300パーセント成長したことを示しました。

ヘルスケア産業にも、こうしたデジタル化の波が直撃しています。CBインサイツは、上場企業の収支報告において「ヘルスケア」および「デジタル化／オートメーション」に言及された箇所がうなぎのぼりに伸びたことを示しました。また、FDA（米国食品医薬品局）が2020年に300以上の新型コロナ検査キットを認可したこと、臨床試験の非集権化と加速を目的として米国バーチャル臨床試験推進団体Decentralized Trials & Research Alliance（DTRA）が事業を始めたことも、2020年のトピックとして紹介しています。

コロナ以外のマーケットドライバー

第二のマーケットドライバーは、データです。他産業と同じく、ヘルスケア産業においても、データはあらゆるステークホルダーにとって不可欠なものとなりました。一連の作業はデジタル化・AI化され、そこで得られたデータを生かすかたちでケアのレベルは向上。同時に、さまざまな商品・サービスの価格が下がっています。

第三のマーケットドライバーは、サイバーセキュリティです。例えば、世界的なプライバシー重視の流れが鮮明になるなか、500人以上の個人データの保護に関する違反件数が右肩上がりに推移。これに対応すべく、サイバーセキュリティの重要性がいや増しているのです。ヘルスケアデータは、いわば究極の個人情報。セキュリティの進歩なくして、ヘルスケア産業の成長はありえません。

第四のマーケットドライバーは、ヘルスケアのカスタマイゼーションです。人の生命に関わるヘルスケア産業は従来から、経済性よりも安全性が重視される規制産業でした。しかしコロナ禍にともなって規制緩和が進み、他産業ならすでに「当たり前」に期待されるサービスの利便性、価格の透明性、パーソナライゼーションが問われ始めています。リモート患者モニタリングや在宅検査など、かつては医療機関のみが提供していた医療サービスが医療機関以外の民間事業者にも認可され、商品・サービス化されているのが好例です。

第五のマーケットドライバーは、高齢化する米国人口です。ともすると社会問題としての側面ばかりが議論されがちな高齢化ですが、これは同時に新たな市場創出の機会でもあります。米国では自宅でのモニタリングやプライマリーケア（初期診療）などの領域にテクノロジーが拡大。例えば、家族による高齢者の在宅介護や在宅医療を支援するプラットフォームなどが日本に浸透するのも、時間の問題だと言えそうです。

メガテック企業がヘルスケア産業に進出

そして第六のマーケットドライバーは、メガテック企業の台頭です。本書においては特にアップルとアマゾンを独立した章として取り上げますが、グーグルやマイクロソフトも含めたGAFAMをはじめ、メガテック企業は軒並みヘルスケア産業に進出しており、それどころか次世代ヘルスケア産業のイニシアチブを掌握しつつあるのが現状です。もともとBtoC、すなわち消費者向け商品・サービスが主戦場だったGAFAMも今や産業分野へも勢力を拡大。前著『世界最先端8社の大戦略』でも、アマゾンが手がける製造業DXや、アップルのEVなどを論じましたが、ヘルスケア分野も例外ではないのです。例えばアップルはフィットネスのサブスク「Apple Fitness+」をリリース。アップルウォッチと連携し、ユーザーごとにパーソナライズされたトレーニングプログラムを提供します。またアマゾンは、アマゾンが提供するクラウドコンピューティングサービスであるAWS（アマゾン・ウェブ・サービス）の一機能として「アマゾン・ヘルスレイク」を2020年末に発表。これは病院、薬局などからの医療データを蓄積、加工、分析し、医療従事者をはじめ保険会社、製薬会社などに提供するものです。

メガテックのみならず、ヘルスケア産業におけるテクノロジーの活用は例を挙げればきりがありません。例えば、女性の健康問題をテクノロジーで解決する「フェムテック」も名前を知られるようになってきました。米国のスタートアップ企業「ベイビースクリプトBabyscripts」は出産・育児に関するデジタル教育、出産・育児・健康に関するモニタリング、関連する情報の共有などのプラットフォーム／アプリを提供、ユーザー（女性）と専門のケアプロバイダーとを結びつけています。同じく米国の「ウーラ Oula」は、パーソナルかつバーチャルなマタニティケアを統合的に提供。妊娠、出産、育児などに関わる教育サービスや助産師によるコーチングプログラムを提供。またドイツの「ヴィーマム viMUM」は、出産準備コース、専門家によるライブコンサルテーションなどのサービスをバーチャルに提供。助産師、婦人科医、小児科医、自然療法士、栄養士、アロマセラピストなど、多くの専門家がコンサルティングを行っています。

第1章で取り上げた米バイオベンチャーのモデルナも、こうしたテクノロジー企業の一つだと言えます。既存の大手製薬会社と同等か、それ以上のスピードでワクチンを開発し一躍、新型コロナウイルス・ワクチン開発の先頭集団に立った背景には、やはりＤＸ化がありました。

シリコンバレーの起業家である石角友愛《いしずみともえ》氏は、著書『いまこそ知りたいＤＸ戦略』（2

021年、ディスカヴァー・トゥエンティワン）の中で、「モデルナのDXに対するアプローチはGAFAなどと同じ」と指摘しつつ、次のように述べています。

「ステファン（・バンセル）がCEOに就任した当初、モデルナの薬の開発現場に足を運んで驚いたという。開発者が薬の開発に必要なゲノムシークエンスのデータをエクセルに手入力で打ち込んでいたからだ。それでは、ひとたびデータが間違って入力されたら、すべてのシークエンスに影響が及ぶ。その間違えたデータで薬を開発してしまうような事態は、会社として絶対に避けなければいけないことだった。そこでステファンは就任早々、AIドリブンなカンパニーをつくることを目指して、以下の3点をゴールに設定した。

①データのすべてをクラウド（モデルナはAWSを使用）に移行する
②データの統合（ローカルドライブで管理されているエクセルなどの廃止）を行う
③オートメーション&ロボティックスを導入しフルコントロールできる生産体制をつくる

逆に、自社が強い競争優位性を持たない領域や工程に関しては、市販されているAI搭載のSaaSツールを積極的に導入していった。

たとえば、人事関連のプロダクトはWorkday（企業クラウドアプリ）を使用し効率化を実現。比率でいうと、優位性を持たない領域では85%ほどが市販ツールの導入でデジタル化を実現、薬の開発などの優位性があるコア領域では85％ほどがすべて自社で設計・開発したインフラやＡＩだという。

つまり、注力すべきところに全力でＡＩ投資を行うと同時に、勝負しない領域については市販のツールを積極的に購入することで省人化し、デジタル化を実現させる――このようなハイブリッドアプローチは、皆さんの会社にも参考になるのではないだろうか」

次世代ヘルスケア産業をめぐる戦いの構図

(1)既存ヘルスケア企業VSテクノロジー企業の戦い

このように激変するヘルスケア産業においては、主となるプレーヤーもかつてのままの面々ではありません。一方には、薬局その他の小売業、製薬会社、病院、医療機関、保険会社など、既存のヘルスケア企業が存在しますが、これらに対抗するのがテクノロジー企業です。端的にいえば、次世代ヘルスケア産業は「既存ヘルスケア企業VSテクノロジー企業」という戦いの構図が顕著に見られるのです。

この構図も、次世代ヘルスケア産業に限った話ではありません。例えば、自動車産業でもまったく同じことが起こっているのは、周知の通りです。トヨタ、ホンダ、日産、ＧＭ、

図表14　次世代ヘルスケア産業をめぐる戦いの構図

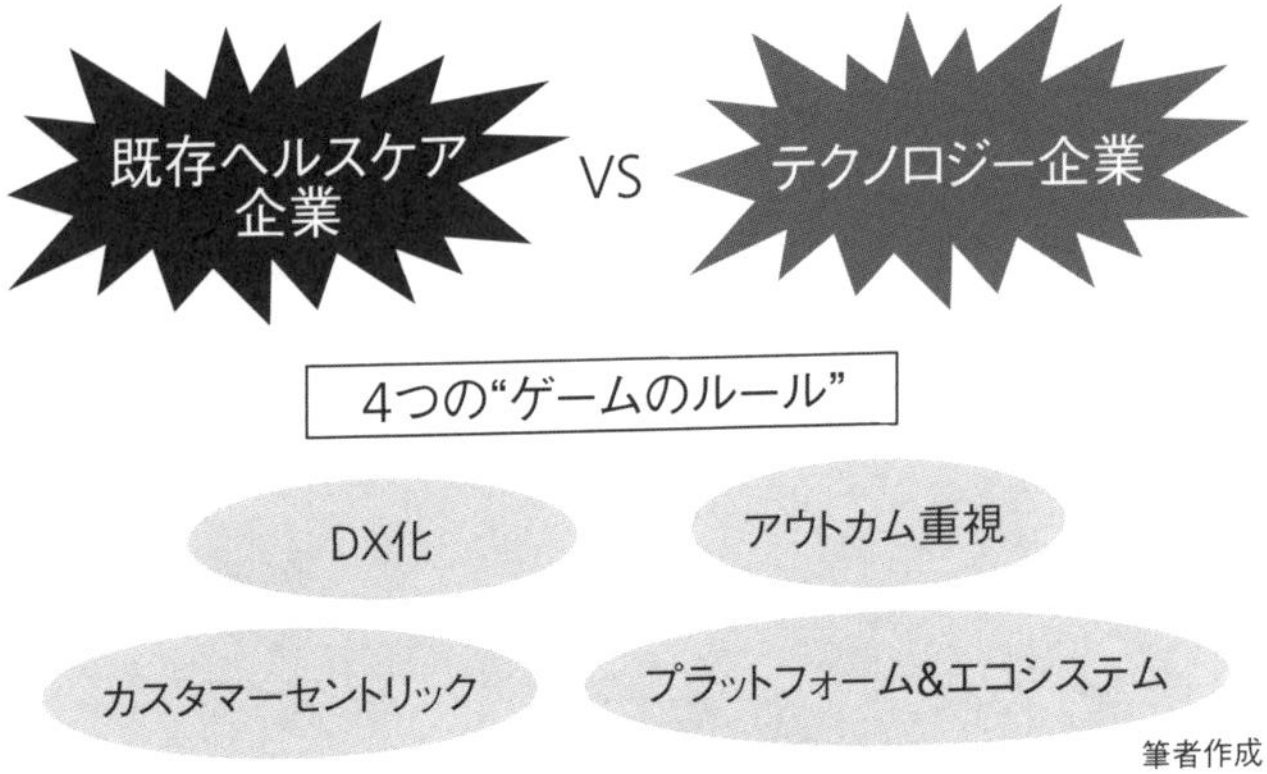

筆者作成

フォードといった既存の自動車産業のみならず、ＥＶ化の促進により「クリーンエネルギーのエコシステム構築」を目指すテスラや、自動運転車の開発をリードするグーグル、あるいは自動運転車の心臓部ともいえる半導体でシェアを握るエヌビディア等、テクノロジー企業の台頭が目立つのが、次世代自動車産業の特徴です。

なかでも、米国のＧＡＦＡＭや中国のＢＡＴＨといったメガテック企業は実に強力です。しかし、日本企業のなかにもＧＡＦＡＭやＢＡＴＨに伍する可能性を秘めたプレーヤーが存在することを忘れてはいけません。ソフトバンクグループがソフトバンク・ビジョン・ファンドを通じてＡＩ企業に巨額の投資をしているのはよく知られているところ。また海外で成功したビジネスを日本でも展開する「タイムマシン経営」で成果を残しています。そして何より注目したいのはグループ傘下にPayPayとLINEを抱えていることです。つまりソフトバンクグループは日本における二大スーパーアプリ帝国を押さえている。一見するとそれらは単なる決済アプリでありコミュニケーションアプリかもしれませんが、その真価は、アプリを顧客接点とし、EC（電子商取引）、小売り、金融、コミュニケーション、エンターテイメントなどを含めた生活サービス全般をワンストップで提供する巨大なエコシステムへと、ユーザーを誘導する点にあります。それは、PayPayが経営戦略の参考にしている中国のアリババ、LINEが経営戦略の参考にしているテンセントとまったく同様。そして、アリババとテンセントがそうしているように、ヘルスケアも重要なサービスの柱として位置付けられているのです。

次世代ヘルスケア産業をめぐる戦いの構図

(2)「4つのゲームのルール」

既存ヘルスケア企業VSテクノロジー企業の戦いにおいて勝敗を決める条件、すなわちゲームのルールとはどのようなものでしょう。それは、①ヘルスケアのDX化をめぐる戦い、

図表15　ヤフー・LINE経営統合による「スーパーアプリ経済圏」の事例

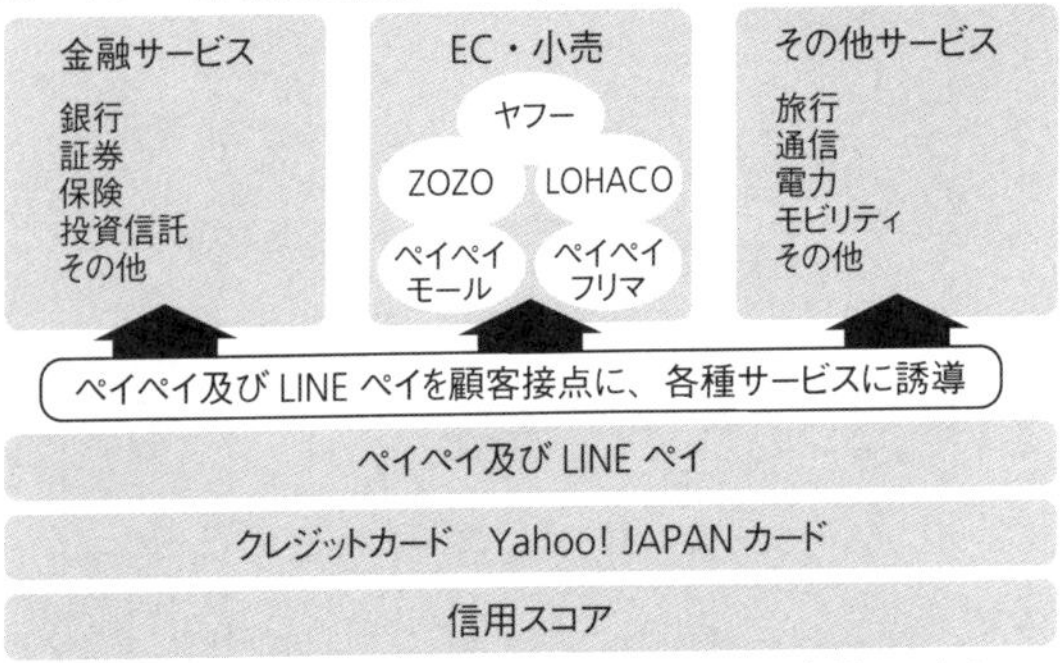

スマホアプリの「ペイペイ」「LINE ペイ」を顧客接点にして各種サービスに誘導することによって、「スーパーアプリ経済圏」の構築を目論む

拙著『ソフトバンクで占う2025年の世界 全産業に大再編を巻き起こす「孫正義の大戦略」』(p.98)

②アウトカム重視、③カスタマーセントリックをめぐる戦い、④プラットフォーム&エコシステムの4つです。

①ヘルスケアのDX化をめぐる戦い

バズワードになって久しいDX（デジタルトランスフォーメーション）ですが、ここではデジタル化、システム化、クラウド化、オンライン化など一切を含む概念として捉えていただきたいと思います。DXとは、デジタルを手段とし、企業のトランスフォーメーション（変革）を継続的に行うことを意味します。ここでポイントとして押さえておきたいのは、DXとは、会社が掲げるビジョンの実現に向けて戦略的に立案されるべきものだということです。表層的なデジタル化、システム化に終わってはDXとはいえません。むしろミッションやビジョン、バリューといった企業の中核から刷新するものであり、同時に自社の事業を本質からアップデートするものです。

DXの恩恵として最大のものは、ありとあらゆるものを「つなげる」効果です。オンライン化、モバイル化、クラウド化、ビッグデータ×AI化といったDXをめぐるテクノロジーは、これら一連の「つながる」を可能にするテクノロジーとみなすこともできます。今や、ありとあらゆるデータを収集し、活用できる時代です。IoTを実現するセンサー一つとっても、光、音、温度、湿度、圧力、電気、磁気、距離、位置、速度、加速度、角速度、イメージ等、さまざまな現象や対象をデータ化し、「つなげる」を支えています。

それでは、「つなげる」ことで、次世代ヘルスケア産業はどんなことが可能になるのでしょうか。

第一には、「人とインターネット」がつながる。スマホによって患者がインターネットにつながることで可能となるヘルスケアがあります。例えばアップルのヘルスケアサービスも、アップルウォッチやiPhoneを起点にヘルスケアのエコシステムへとユーザーを誘導するものだと見ることができるでしょう。

第二には、「モノとインターネット」がつながる。例えばフィットネスバイクのＤＸによりフィットネス業界にイノベーションをもたらしたペロトンは象徴的です。フィットネスバイクをオンラインでつないだことで、ユーザーは自宅にいながらにしてフィットネスのレッスンを受けられるようになりました。バイクをこぐ速度や強さもデータとして収集されているため、ユーザーにあったクラスがレコメンドされるのです。Ｐ＆Ｇの電動歯ブラシも好例です。スマホアプリと連動し、自分の歯をきちんと磨けているのか、どこが磨けていないのか、自分のブラッシングの良し悪しをスマホ上で客観的に把握できるものが、すでに市販されています。

第三には「人と人」がつながる。ここでは、オンラインでのつながりもさることながら、同時にリアルでのつながりを促す点が重要です。前述のペロトンの事例では、同じオンラインレッスンを受けている人同士のコミュニティが生まれていますし、また各地のリアル店舗を拠点としたオフラインの「ペロトン・コミュニティ」も形成されつつあります。

第四には、「モノとモノ」がつながる。これはＩｏＴの世界観です。モノに内蔵されたセンサーの一つひとつからデータを集積し、それがビッグデータに。また、インターネットでつながったモノからは当然ながらユーザーのデータを収集、集積しており、これを解析にかけることで、さらなる新商品・新サービスの開発が可能となるのです。

第五には、「人とモノ」がつながる。例えば、スマホでつながった人とインターネットにつながったモノがデジタルでつながる、ということです。アップルウォッチやiPhoneなどを持った人と、バイク、歯ブラシなど、センサーが内蔵されているあらゆるものがつながる。そこから得られたデータと人がまたつながります。究極の個人情報である個人の健康情報や医療データは、これまで利用が限られていました。しかしこれからはデータがシェアされ、その利用法が拡張されていきます。もちろんそれは無制限に許容されるものではありません。プライバシー重視を明確に打ち出しているアップルの製品群においては、どのサービスにおいてどこまで個人情報を委ねるのか自分で選択できるようになっていますが、同様の規制が、ヘルスケアサービスにおいても一般化するものと思われます。

「つなげる」ことで、どれだけのことが可能になるのか。一つ、「コインロッカー」を例に考えてみましょう。

DXは、次の3つが基本的なプロセスとなります。
1. 顧客とデジタルでつながる（コネクト）

2．デジタルと人で深める（エンゲージ）
3．デジタルで成長させる（グロース）

このプロセスでコインロッカーをDXしたものが、「スマートコインロッカー」だと言えます。日本トップシェアのスマートコインロッカー「SPACER スペースアール」の特徴は、スマホアプリで開け閉めできること。鍵はスマホ上で受け取るデジタル鍵であり、これを知人同士で共有することで、非対面での受け渡しも可能になるため、コロナ禍の物流において活用できる範囲は広いと期待されています。スマートコインロッカーの特徴を、前述の3つのプロセスに落とし込んで整理すると、次のようになります。

1．顧客とデジタルでつながる
コインロッカーをオンライン化し、顧客とスマホでつながる。
2．デジタルと人で深める
顧客は自分の仲間等、他のメンバーとデジタル鍵をシェアできる。
3．デジタルで成長させる
それによってコインロッカーが荷物の受け渡し場所など物流の発着点に成長する。
従来のコインロッカーは、支払いは物理的なお金だけ、鍵をなくす可能性がある、荷物の受け渡しは鍵を持った人間のみ、といった制約がありました。それが「当たり前」のコインロッカーの姿だったのですが、デジタルで「つなげる」だけで、これだけサービスが拡張するのです。ならば、ヘルスケアにおいて「つなげる」が何を実現するのか。その可能性は計り知れません。

②アウトカム重視

次世代ヘルスケア産業をめぐるゲームのルール、その2つめはアウトカム重視です。

アウトカムとは、結果・成果といった意味です。人やモノがデジタルでつながったことで、これまで目に見えなかったアウトカムが可視化されるようになりました。米国ではビジビリティテック（見える化テクノロジー）なるものが登場し、重要なサービスへと成長しつつあります。例えば、米国の「フォーカイツ FourKites」は、荷物がいつ届くのか、問題が起きてないか等の物流データを見える化するプラットフォームを提供しています。

ヘルスケアにおけるアウトカム重視とは、どのようなものでしょう。

日本における医療はもともと、医療行為ごとの点数を積算して報酬を計算する「出来高払い」でした。これは医療行為の過程を評価するという意味で、プロセス評価とも言えます。また、医療行為を提供すればするほど報酬が増えるという点で、医療費増大の要因とも指摘されています。アウトカム重視とは、これを変革するもの。すなわち、医療行為の過程ではなく、病気が治ったかどうか等結果をもとに報酬を計算する形に変わる、ということです。日本総研のレポート「平成30年度産業経済研究委託事業（経済産業政策・第四次産業革命関係調査事業費）（新たな経済社会システムに対応した社会保障のあり方に関する調査研究）調査報告書」は、アウトカム評価を「診療後の患者の状態など『医療介護の結果・成果』を評価対象とする手法」と定義しています。こうした考え方は、ペイ・フォー・パフォーマンス（Pay for Performance）とも呼ばれます。

すでに、オランダなど、アウトカム評価を導入している事例もあります。ただし、同レポートでも「医療・介護の質を評価する際には、アウトカム評価に加えて、アウトカムに対するインパクトが高いプロセス指標・ストラクチャー指標も評価対象とすることが有用と言われる」と書かれているように、アウトカム評価とは、医療プロセスをまったく無視するものではありません。また、すべての医療行為がアウトカム評価になるわけではないことも、付け加えておきます。

「『効果』の尺度を患者の治療アウトカムに求めるのは現時点では難しく、この支払い方式の対象はごく一部の薬剤に限られている。治療アウトカムが評価できるのは、医療行為を実施してからかなり時間が必要となるうえ、全ての医療行為の治療アウトカムを厳密に測っていくというのは現実離れしているからだ。結果、治療アウトカムを評価しやすいものを除いては、『いかに一般的に良いとされている医療行為を効率的に提供したか』（例えば、治療ガイドラインとの整合性）を評価して支払いが実施される形が想定される。これもPay for Performanceの1つの形だ」（デロイト トーマツ「日本の医療費支払い方式の将来像」）

こうした変化が、ヘルスケアに従事する者のインセンティブをも変えるとの指摘もあります。世界的なコンサルティング会社、アクセンチュアのコンサルタント、ジェフ・エルトン氏らの著書『ヘルスケア産業のデジタル経営革命』（2017年、日経BP）には、次のように書かれています。

「言い換えれば、医療に対するインプット（診察した患者、販売した薬剤や機器）ベースのアプローチからアウトプット（患者にとって最大限の医療アウトカム）ベースのアプローチへの移行が可能になったということだ。経済学の文献では、インプットベースの支払いとアウトプットベースの支払いは大きく区別される。支払いがインプットに基づく場合は、できるだけ少ない努力で同じ報酬を受け取りたいという逆インセンティブが働く。支払いがアウトプットに基づく場合は、生産性を最適化し、『システム』のベネフィットを最大化しようとのインセンティブが働きやすい」

実に面白い話です。これを、アウトプットに基づく報酬は、イノベーションを促進する、と読み替えることも可能でしょう。医療行為に起こる「ムダ」の見直しにもつながり、医療費削減にも貢献するはずです。

③カスタマーセントリックをめぐる戦い

次世代ヘルスケア産業の戦いとは、カスタマーセントリック（顧客中心主義）をめぐる戦いでもあります。

カスタマーセントリックといえば、テクノロジー企業の強さの秘密そのものです。アマゾンを例にとりましょう。アマゾンは、創業以来のミッション（「地球上で最も顧客中心主義の会社」）に掲げているほど、カスタマーセントリックを徹底的に追求してきた企業の一つです。

それではカスタマーセントリックとは何か。アマゾン創業者であるジェフ・ベゾスは、カスタマーセントリックを「聞く listen」「発明する invent」「パーソナライズする

personalize」という3つの動詞で定義しました。すなわち、顧客の声に耳を傾け、それを実現するサービスを発明することです。

特にパーソナライズについて、ベゾスは「顧客をその人の宇宙の中心に置くこと」と定義しました。簡単にいえば、いつでも顧客を起点にサービスを提供する、ということなのですが、より厳密にいうなら、画一的なサービスをよしとせず、顧客一人ひとりを誰よりも尊重し、徹底的にパーソナライズされたサービスを提供することです。これについては顧客中心主義の正反対、いわば企業中心主義の例を挙げると、理解が進みます。これまで企業は顧客にとって最適なカスタマージャーニー（顧客が商品やサービスを知り、購入するまでの行動や思考、感情のプロセス）を設計するどころか、企業の都合を優先したトランザクションジャーニーを顧客に押し付けるきらいがありました。トランザクションジャーニーとは、カスタマーセントリック（顧客中心主義）の対極に位置する、自社中心主義あるいは自社の取引中心主義と意訳されます。すべてを自社の製品や取引を起点に考え、製品を効率的に流通させるチャネルを整備する一方で、製品を購入する顧客の声を聞こうとはしません。その典型例は、日本の銀行です。わざわざ銀行の店舗に足を運んだ私たちは、どのような体験をするでしょう。例えば、銀行の店舗で預金をするとします。そこでは、銀行が預金を受け入れる業務フローにそって行員が配置されています。そして顧客は、その業務フローに従う必要があります。業務フローは銀行の都合で一方的に定められており、顧客に合わせるどころか、顧客に「来させている」。そんなあり方が長年、日本の銀行では当たり前とされてきたのです。

米中のテクノロジー企業は、そんな企業を尻目にカスタマーセントリックを磨き続け、パーソナライズされたサービスを提供することで、多くのユーザーの支持を集めてきました。その結果、あらゆる産業において、「パーソナライズ」は一大潮流に。ヘルスケア産業も同様です。これまでは企業、病院、医師起点で展開されていた画一的なサービスが、テクノロジーの力を得て、患者起点でパーソナライズされたサービスに置き換わっていく。これは非常に大きなパラダイムシフトです。これについては、既存のヘルスケア産業も危機感をつのらせています。既存のヘルスケア産業のプレーヤーも、今こそカスタマーセントリックへと生まれ変わらずして、テクノロジー企業には対抗できないと重々理解しているからです。日本では未翻訳の『Making the Healthcare Shift』(Scott M. Davis, Jeff Gourdji, 2019, Morgan James Publishing)のサブタイトルも、そのものずばり「カスタマーセントリックへのトランスフォーメーション」。同書は、ヘルスケア産業に今起きている変革を次の5つにまとめていました。

1. 部分的、バラバラな顧客体験から全体的、ホリスティックな顧客体験へ
2. 部分的、バラバラのケアからさまざまなものがつながるエコシステムへ
3. マス的なケアから、個別の人を中心としたケアへ
4. 継続的な改善からイノベーションへ
5. 一人ひとりの自主的な対応から組織文化としてのカスタマーセントリックへ

なお、こうした動きを「消費者としての患者が持つ力」の進化とみなす向きもあります。前述の『ヘルスケア産業のデジタル経営革命』から、次の文章を紹介しておきます。

「当然ながら、消費者としての患者が持つ力も進化している。100年前は、たとえ裕福な国でもほとんどの人は医療を利用できなかった。60年前、米国やヨーロッパの大半の人々は医療への一定のアクセスが公的に確保されるようになった。この50〜60年間、保険組合、民間雇用主、州、国はそのアクセスを拡大してきた。医療費償還の規制・プログラム、プロフェッショナル認定やそのガイドライン、施設免許制度、製品の承認においては

医療機関や医療専門家に焦点が当てられ、これによって市民や従業員は安全で有効なサービスを『ベネフィット』として利用できるようになった。われわれはいま、特定の病気や症状を持つ患者の優先課題によって、治療（医薬品やその組み合わせ）、処置、サービスの価値が決まる、そんな時代に入ろうとしている。患者はアウトカムに対してもっと直接的な責任を負い、受益者兼アクティブ顧客としての新しい視点でそれを見ている。医療は患者優先へと舵を切ろうとしているのだ」

④プラットフォーム&エコシステム

次世代ヘルスケア産業は、プラットフォーム化、エコシステム化をめぐる戦いでもあります。ここでいうプラットフォームとは、簡単にいうと商品やサービスの提供者と購入者が取り引きするための、共通の場のようなものです。例えば、アップルのApp Storeは、iPhoneユーザーとアプリ開発者が取り引きするためのプラットフォームだと言えます。

当然これは、ITの進化が可能にしたものです。プラットフォーム型ビジネスそのものは、従来から存在しており、珍しいものではありません。例えば「デパート」も、食品やファッションなどの事業者と一般消費者をつなぐ場として見るなら、プラットフォームと呼ぶにふさわしい条件を満たしていることになります。しかし、プラットフォームづくりにＩＴを用いることで、従来では考えられないほど効果的、効率的なプラットフォームを極めて低コストで構築できるようになった。この点が重要です。

プラットフォームと密接に関係するのが、エコシステムです。エコシステムとは「生態系」のこと。ビジネスで用いる際には「相互依存的な協調関係が、企業や個人との間で形成されている」といった意味になります。一つのプラットフォームが土台となり、ユーザーと事業者との間で「協調」関係が自律的に生まれていく。再び App Store を例にとると、アプリの種類が増えれば、さらにｉＰｈｏｎｅユーザーが増加、それに引き寄せられるように優秀なアプリ開発者がどんどん App Store に集まってきます。こうした好循環は、さらに多くの参加者を呼び込むことになり、エコシステムは自律的・連鎖的に拡大していきます。

こうした効果のことを、経営学では「ツー・サイド・プラットフォーム」と呼びます。ツー・サイド・プラットフォームとは、２つの異なる集団の出会いを促すプラットフォームを指します。その内部では、サイド内ネットワーク効果と、サイド間ネットワーク効果の2つが生じています。ここでいうネットワーク効果とは、ユーザーが増えるほど製品やサービスの価値が上がることを指しています。その一つがサイド内ネットワーク効果です。SNSがよい例です。同じグループに属するユーザーが増えるほどに「友人知人とコミュニケーションできる」サービスとしての価値が高まります。もう一方のサイド間ネットワーク効果とは、プラットフォーム上にいる異なるユーザー間に生じるものです。例えば、あるSNSのユーザーが増えると、そのユーザーに対し商品・サービスを提供したい事業者も集まってくる。ヘルスケアにおけるプラットフォーム&エコシステムも、ユーザーが増えれば増えるほど、あるいは事業者が増えれば増えるほど、自律的・連鎖的に拡大していきます。

そして、GAFAMに代表されるテクノロジー企業は、デバイス単体、サービス単体ではなく、エコシステム全体で勝負をしかけてくるのが常。スマホは象徴的です。アップルはiPhoneというデバイスのみならず、OS、アプリ、サービスといったエコシステム全体で勝負をかけました。NECや東芝、富士通、ソニーなど日本の携帯電話メーカーは、iPhone=デバイスという認識から抜け出せず、気づけば、携帯電話市場を完全に掌握されてしまったのです。当時、やはりiPhoneに追いやられる側にいたノキアのCEOは、全社員にこんなメッセージを送りました。「競合他社（アップル）はデバイスで私たちの市場シェアを奪っているのではありません。エコシステム全体で私たちの市場シェアを奪っているのです」

こうして、携帯電話〜スマホ市場における競争条件は変わりました。かつては製品（デバイス）の領域が競争の舞台であり、ハードやソフトが安価で良質であることが、競争力の源泉でした。しかしiPhoneは、OSやアプリ、サービスというプラットフォームによる競争をしかけた。そして今では、生活サービス全般からなるエコシステムの覇権を握っているのです。同じことが、ヘルスケア産業でも起きようとしています。医療・予防・診断といった商品・サービスの戦いではなく、それを提供するプラットフォームであり、エコシステムの戦いへと、舞台は変わろうとしているのです。

プラットフォーム&エコシステムの時代のヘルスケアを指す言葉として、「ソーシャルホスピタル」という概念は、象徴的です。従来、「医療行為は病院が行うもの」とされてきましたが、現在は、患者の自宅や民間事業者など、病院以外の場所も医療を担おうとしています。それを可能とするテクノロジーの一つが、例えばアップルウォッチです。アップルウォッチは、シリーズ4以降、心電図機能を搭載するなど医療機器へと進化していま

図表16　競争の条件の変化（スマホでの事例）

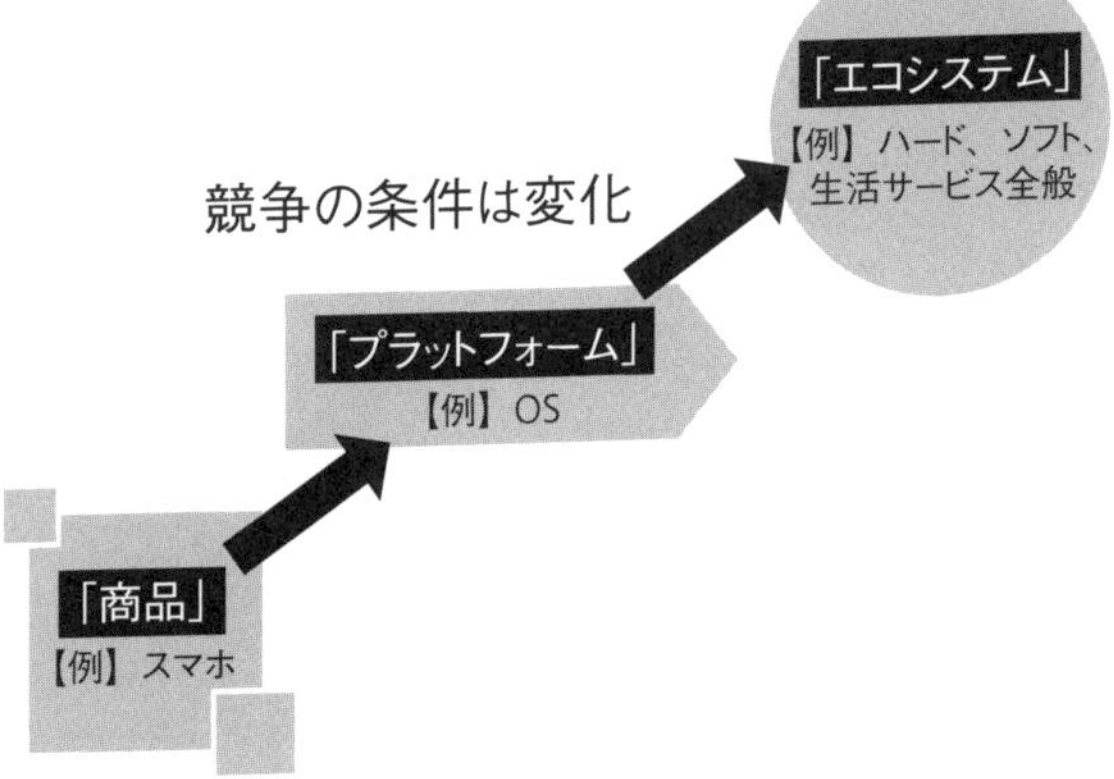

筆者作成

す。つまり、アップルウォッチユーザーは普段からこうしたデータをもとに自ら健康状態をチェックし、病院に行くのは何かアラームが鳴ってから。そんな生活が実現しようとしているのです。プラットフォーム&エコシステムはまた、これまでバラバラに提供されていた各種のヘルスケアサービスを、ワンストップで提供できる場でもあることから、病院と自宅がシームレスにつながります。アマゾンもまた、AWSをベースとしたヘルスケアシステムのエコシステムを構築しています。ヘルスケアデータの蓄積、加工、分析を行う「アマゾン・ヘルスレイク」、ユーザーの健康情報を集めるウェアラブルデバイス「アマゾン・ヘイロー」、従業員向けの診療サービス「アマゾン・ケア」など、ソーシャ

図表17　競争の条件の変化（ヘルスケアでの事例）

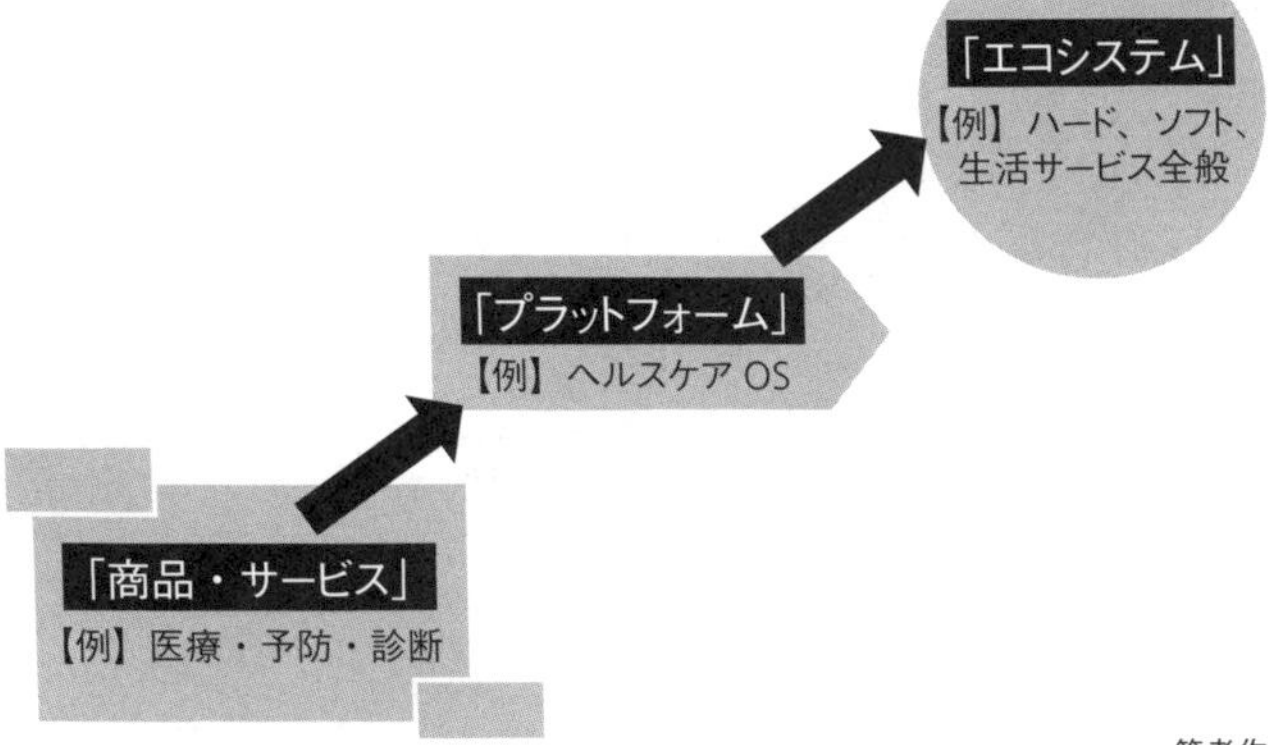

筆者作成

ルホスピタルを展開。いずれは、「アマゾン病院」によって病院の新たなプラットフォームとエコシステムを構築することも、十分に考えられます。

やがて訪れるのは、ありとあらゆるヘルスケアサービスが、一つのプラットフォーム&エコシステムのなかに統合されていく未来。そこではもう「ヘルスケア」という括りすら薄れている可能性もあります。そこにはただ巨大な「生活サービス全般」のプラットフォーム&エコシステムがあるのみかもしれません。アップルにしても、iPhoneでマーケットシェアを握っているのは、たんにスマホの性能が優れているからではなく、前述の通り、iPhoneを起点とした生活サービス全般のエコシステムを構築したからです。また、こうしてすべてのサービス、すべての産業を包括するのが、「スマートシティ」でもあります。金融、モビリティ、エネルギー、通信、そしてヘルスケアなどがスマートシティという都市インフラのなかでシームレスにつながる。そんな未来が、到来しようとしているのです。

日本のヘルスケア産業の動向

本章の最後に、次章から紹介する事例の先進性を理解するためにも、わが国におけるヘルスケア産業の動向を、整理しておきたいと思います。

ご存じの通り、日本の高齢化率は世界一です。2020年の段階で高齢化率（65歳以上人口が総人口に占める割合）は28パーセント以上。2040年には35パーセントを超えると試算されています。これにより何が起こるか。一つには、要介護者の急増と、介護人材の不足です。「2025年に向けた介護人材にかかる需給推計（確定値）について」（厚生労働省）によると、2025年度の介護人材の需要見込みは253万人、しかし供給見込みは約215・2万人しかいません。

「国も介護人材の確保のために、処遇改善や労働環境の整備につながる施策を展開していますが、やりがいのある仕事である反面、夜勤などがあるきつい仕事でありながら給与水準があまり高くないということもあり、劇的な改善にはつながっていません」（『デジタルヘルスケア』武藤正樹監修、遊間和子著、2020年、創元社）

また高齢化は、社会保障費の急増をもたらしています。

「2018年5月に公表された『2040年を見据えた社会保障の将来見通し（議論の素材）―概要―』（内閣官房・内閣府・財務省・厚生労働省）では、2018年度には121・3兆円であった社会保障給付費が、2025年度には140・2兆～140・6兆円、2040年度には188・2兆～190・0兆円にまで増加すると推計されています。そのため、継続的な社会保障制度の改革が求められると同時に、医療・介護といった公的サービスを、質は維持しながらも、効率的に運営していくための方法がさらに検討される必要があります」（同）

こうした現状を鑑みて、国は「治療から予防へ」という方針を打ち出しています。つまり、病気の発見・治療のみならず、そもそも「病気にならない」よう予防することで、治療費を減らし、社会保障費の増加を抑えるという考え方です。また「施設から在宅へ」も大きな流れです。高齢化により介護保険施設が不足していることが、背景にあります。しかし、在宅医療は容易ではありません。そこで始まっているのが、地域包括ケアシステムです。

「『地域包括ケアシステム』とは、国が進める『社会保障と税の一体改革』の中心施策のひとつです。厚生労働省は、団塊の世代が75歳以上となる2025年を目途に、高齢者の尊厳保持と自立生活支援の目的のもと、可能な限り住み慣れた地域で、自分らしい暮らしを人生の最期まで続けることができるよう、住まい・医療・介護・予防・生活支援が一体的に提供される、地域の包括的な支援・サービス提供体制の構築を推進しています。

おおむね30分以内に必要なサービスが提供される日常生活圏域（具体的には中学校区）をひとつの単位として想定しており、医療は医療機関、介護は介護事業者、福祉は自治体、民間サービスは企業がという、縦割りの中で実施されていた従来のサービスが、利用者・患者を中心としたシステムに再構築されることになります」（同）

政府が進める医療のデジタル化構想

こうした動きに並行して、医療のデジタル化（デジタルヘルス）も進んでいます。

例えば、政府の経済財政諮問会議によって議論され、2020年7月17日に閣議決定された「経済財政運営と改革の基本方針2020～危機の克服、そして新しい未来へ～」（骨太の方針2020）では、データヘルス改革と、オンライン診療が示されました。前者では、被保険者番号の個人単位化とオンライン資格確認の導入のための「保健医療データプラットフォーム」の本格運用を2020年度に開始すること、患者の保健医療情報を患者本人や全国の医療機関等で確認できる仕組みとして、特定健診情報は2020年度中に、薬剤情報については2021年中に稼働させ、さらに手術等の情報についても2022年中に稼働させることなどが記されています。また後者についてはコロナ禍ではじまった現在の時限的措置の効果の検証、オンライン診療のシステムの普及促進などが記されています。

また政府の規制改革推進会議は、「デジタル時代の規制・制度について」補論「1　医療・介護サービスの質の向上・効率化」で、「医療・介護サービスは、人の行為をデジタル技術により補完・代替することで、大幅な効率化・質の向上を見込める、デジタル化によるポテンシャルの大きい分野である」として、次の5つのポイントを取り上げています。

「①　ビッグデータ、AI等の活用による診療技術の高度化ビッグデータの収集・分析に基づく治療手法の高度化やAI等のデジタル技術を活用した予防、診断や治療支援等により、診療の質の向上と提供体制の効率化が図られる。

② 病院・診療所という『場』を前提としない医療サービスの提供

在宅医療、訪問看護、患者自身が行う再発・悪化防止がさらに重要となる中、病院・診療所という『場』にとらわれず、画像音声等によるオンライン診療、可搬化可能な診断・治療機器をバックオフィスも含めた業務支援システムの利用と組み合わせることによって、いつでも、どこでも最適の組み合わせで効果的な医療サービスを受けることが可能となる。

③ デジタル技術を活用した自己の健康管理

デジタル技術を活用して自己の医療・健康関係データを収集・管理し、個別最適化した健康管理が可能となり、健康寿命の伸びが見込まれる。

④ 健診・医療・介護関連サービス間の情報連携による効率的なサービス提供

健康診断の結果記録、他の病院での診療記録、介護事業者のケア記録、市販薬の服用や自己測定結果など、患者の健康・医療・介護に関わる一連の情報をリアルタイムで共有する仕組みが普及し、医療機関・介護事業者や患者自身が、ニーズに応じた健康・医療・介護サービスを効率的に提供できる。

⑤　先進技術の活用による医療・介護の質と効率の向上
デジタル技術による支援や外部専門家・専門職による診断支援サービスやＡＩの活用によって、医師、看護師、救急隊員、介護職員などの関係職種が、専門性を更に向上、活用させながら、これまでの職種の枠を超えて協力・補完できるようになる。また、デジタル技術やＡＩ、ロボットを活用することにより、医療・介護現場において人が行っている機能の支援・代替が可能となる。これらにより医療・介護現場の質の向上・効率化が可能となる」

こうした動きの流れの上にあるのが、例えば「ＡＩホスピタル」構想です。これは、ＡＩやＩｏＴ、ビッグデータを活用した、高度診断・治療システムのことです。これにより医療機関における効率化を図り、医師や看護師など医療従事者の抜本的な負担の軽減を実現します。

ＡＩホスピタル構想は２０１４年度に内閣府が創設した「戦略的イノベーション創造プログラム」で採用されたプロジェクトであり、２０１８年から計画は進められていましたが、これが２０２２年にも社会実装されようとしているのです。すでに進んでいる研究開発プロジェクトには、音声認識で診療記録が文書化できるシステム、患者に疾患や治療方針について説明するコミュニケーションシステム、リキッドバイオプシー（血液など体液を採取して行う検査）によるがんの早期診断システム、内視鏡の操作支援技術などがあり、期待が寄せられています。

このAIホスピタルの要となるのが、「医療AIプラットフォーム」です。

「このプラットフォームは、病院などの医療機関だけでなく、人間ドックなどを行う民間の健診センター、保険会社なども利用できるものとし、臨床などのさまざまなデータを分析、アプリケーションを通じて画像診断や問診、治療方針の提案などでAIが医師を支援する。

そのためにも、このプラットフォームにはAIを展開する各社が解析機能を提供。解析する患者のデータはプラットフォームから各ベンダーには送られず、各ベンダーはプラットフォーム上で解析機能だけを利用し、依頼機関に結果を返すスキームになるという」

『AIホスピタルシステム』が構築されれば、健診・検診にはじまり、外来、入院、通院治療にいたるすべてのプロセスをカバーできることになる。

このプロセスを通じて収集されるデータは、患者の既往歴や身体所見から、CTやMR

Iの画像データ、ゲノム情報などとなり、支援領域は問診や鑑別診断、画像診断、ゲノム診断、血液によるがん診断、手術、看護などにわたり、これらが全体として、個々の患者に対する診療をサポートする」(「Medical DX」2020年8月7日)

以上、日本のヘルスケア産業の動向を概観しました。本書を読み進めていくとおわかりいただけるのですが、これから日本が展開する次世代ヘルスケアと、GAFAMが着手しているヘルスケアのプラットフォーム&エコシステムはかなりの機能が重なります。日本で次世代ヘルスケアが本当に実現できるかという問題に加えて、競合と比べたときにどう評価されるか、つまり「本当に使ってもらえるか」という議論がこれから必要になってくるでしょう。少なくとも、先に示した「4つのゲームのルール」を押さえなくては、他の産業でこれまでそうだったように、ヘルスケア産業もGAFAMに牛耳られてしまう恐れがあります。

しかし、ヘルスケア産業のDXはまだ始まったばかりです。そもそもヘルスケア産業、特に医学は、テクノロジーの導入が遅れていた分野でした。今ようやくデジタル化の途上にありますが、医療の核心部分にAIを導入することで何がどこまで実現できるのか、G

ＡＦＡＭですらまだ未知数のはずです。ＡＩを導入した医療を「ディープメディスン（深遠なる医療）」と呼ぶ心臓専門医エリック・トポル氏は、そこには3つの構成要素が必要だと指摘しつつ、「思いやり」こそがＡＩが医療にもたらす最大の恩恵だと語ります。

「まずはじめに、得られたすべてのデータを駆使して、個々の人間のディープな（細部にわたる）定義を行なう（一人の人間の医学的本質をデジタル化する）能力が必要だ。そのデータには、その人の解剖学的特性・生理学的特性や環境といった生物学的特性に加えて、病歴や社会歴、行動歴、家族歴のすべてが含まれるかもしれない」

「第二がディープラーニングで、これは医療の未来にとって大きな役割を演じるだろう。これには、医師が診断に使うパターン認識や機械学習だけではなく、一般人が自分の健康や疾患を今までよりうまく管理できるように指導するバーチャルな医療アシスタントのような、多種多様なアプリケーションも含まれることになる。ディープラーニングはまた、病院でも効率を上げ、機械視覚（マシンビジョン）を使って患者の安全性と生活の質の向上につながり、最終的には自宅での遠隔モニタリングを容易にすることで入院の必要性を減らすことになるだろう」

「第三の、そして最も重要な構成要素は、患者と臨床医の間の、心の底からのディープな

共感とつながりだ。（中略）
今日の医療で何が問題かと言えば、それは思いやりが欠落している点だ。（中略）AIが提供してくれる最大の可能性は、過誤や仕事量を減らすことでもなければ、がんを治すことでもない。それは、患者と医師の間の、昔からの貴重なつながりと信頼、すなわち人間的な関わりを取り戻す機会だ」（『ディープメディスン　AIで思いやりのある医療を！』2020年、NTT出版）
デジタル化の果てに再び問われるのは結局のところ、デジタル化すべきところと、人がやるべきところの線引きなのかもしれません。あらゆるものがデジタル化していくように見えてその実、人が担うべき仕事は必ず残ります。現実的には、多くの部分がAIに代替される可能性は否定できません。画像診断はAIが最も得意とするところですし、診察や手術のためのAI開発も進んでいます。それでも人が担うべき仕事、人にしかできない仕事は何か。エリック・トポル氏が言うように「思いやり」もその一つかもしれません。いずれにせよ、あらためて医療従事者らの、プロとしての専門性が問われているのが、今なのです。
コロナ禍は、あらゆる人と組織の真価をあらわにし、かつ進化を迫りました。同様に、ヘルスケア産業におけるDXも、すべての当事者に対しシンカを問うてくるはず。そこで私たちは何をするべきか。またアップル、アマゾン、アリババといったメガテック企業は、ヘルスケア事業で何を画策しているのか。次章より再び、具体的な事例を挙げながら、考えていきたいと思います。

第3章

アップルが目論む生活サービス全体のエコシステム覇権

「ヘルスケアこそアップル最大の貢献になる」ティム・クックの言葉

なぜアップルは、ヘルスケア事業に進出するのか。その理由の1つを端的に示す言葉を、同社のティム・クックCEOが口にしています。以下に紹介するのは、経済ニュース専門放送局CNBCのインタビューに答えてのものです。

「もし将来、過去を振り返った際に、アップルが人類のために果たした最大の貢献は何だったかと問われたら、それはきっと健康に関したこと、と答えるだろう。私たちは、ヘルスというものを民主化していく。関係機関とともに、私たちは一人ひとりの健康を維持することに必要なことは何かを考えていく」

iPhoneで知られるアップルが、「ヘルスケアこそ最大の貢献」とまで強調していることを不思議に思う方も少なからずいることでしょう。しかし、次に紹介するエピソードを知れば印象が変わるかもしれません。アップルOBでもある竹内一正氏の著書『アップル　さらなる成長と死角』(2019年、ダイヤモンド社)から、アップル創業者であるスティーブ・ジョブズ氏の晩年に関する記述を抜粋します。

「アップルウォッチはどうやって誕生したのだろうか。ひとつにはジョブズの病気があった。2003年にジョブズはすい臓がんに侵されていることが分かり、翌年、摘出手術を受けた。だが、ジョブズとがんとの闘いはその後も続いた。

入院してさまざまな検査を受けていたジョブズが失望したことのひとつに、病院内のヘルスケアのシステムが共有化されずバラバラだったことがある。がんの専門医やすい臓の専門医、痛みを和らげる専門家に栄養士、血液の専門医など、専門別のスペシャリストが入れ替わり立ち替わりジョブズを診断して、検査結果を見てそれぞれで対応していた。こんなバラバラなやり方なんて、ジョブズが君臨するアップルでは考えられないことだった。

患者の健康データが、患者と医者など医療提供者との間できちんと連携されることが重要だとジョブズが痛感したのは当然だったろう。そしてこれは、患者という立場での『ユーザー体験』と言い換えてもいい。

ユーザーの立場で開発中の製品を使い、問題点を一つひとつ指摘し、技術者たちに解決させていく――〝プロダクトピッカー〟としてジョブズは有名だった。マッキントッシュもiPodもiPhoneもそうやって作られてきた。がんで入院していてもその感覚は生きていたのかもしれない」

つまり、こういうことです。数々のイノベーションを成し遂げたジョブズが、最後に夢想したのは、次世代ヘルスケアサービスの青写真だったのではないでしょうか。残念ながらジョブズはアップルウォッチの開発に関わることなく亡くなりました。しかし創業者の思い、フィロソフィーが今なお色濃いのがアップルという企業です。ティム・クックはジョブズの遺志をつぎヘルスケア事業に進出した。そう考えるのはごく自然であるように思います。

「現在のアップルウォッチのヘルスケアは、個人と医者や医療提供者との間のギャップを埋めるツールと見ることができる。心拍数Appを使えば、いつでも心拍数を確認でき、異常があれば知らせてくれる。また、ヘルスケアの『アクティビティ』なら、毎日どの程度動いているか（ムーブ）、何時間運動しているか（エクササイズ）、何時間立っているか（スタンド）がわかるので、医者に見せれば話が早い。

当初は『なくても生きていける製品』だったアップルウォッチが、今後は、『なくては生きていけない製品』として進化していく可能性を見せている」（同）

ヘルスケア産業に参入してくるアップルがもたらすインパクトは、どれほどになるか。端的にいって、それは「ディスラプション（破壊）」のひと言がふさわしいでしょう。かつてアップルは、製品をめぐる戦いではなく、プラットフォームをめぐる戦い、生活サービス全般のエコシステムをめぐる戦いをしかけることで、音楽産業を破壊し、携帯電話産業を破壊しました。同じことが、次はヘルスケア産業で起こりつつあります。

「ものづくり企業」アップルはサービス重視へと舵を切った

同じ問いを、今度は事業面から検討してみましょう。なぜアップルは、ヘルスケア事業に進出するのか。そもそもアップルとは、本質的には「ものづくり」の企業です。iPhone、iPad、Macなど、高いデザイン性を誇る製品群こそアップルの代名詞。2020年度（2019年10月〜2020年9月）の売上高における比率を見ても、iPhoneが50・2パーセントでトップ、そしてMacが10・4パーセント、iPad8・6パーセントと続きます。

ただし、アップルは「端末を売って終わり」の企業ではありません。例えばiPhoneが、iOSを搭載し、iOS上でApp Storeというスマホアプリのダウンロードサービスを展開していることに注目しましょう。これは世界中のアプリ開発者がアプリを提供・販売するためのプラットフォーム。アプリ開発者は、App Storeを通じて得た販売額の3割を手数料としてアップルに支払います。アップルは「端末を売って終わり」のメーカーとは違い、ソフトやサービスの会社でもあるのです。

そして今、アップルの売上高に占めるサービス部門の割合は、拡大を続けています。2014年度（2013年10月〜2014年9月）では、iPhone、iPad、Macs製品販売の売上が全売上高の9割以上を占め、App Store、音楽配信サービスのiTunes Storeなどのサービス事業は1割ほどでした。それが2020年度には、サービス事業の占める割合が約2割（19・6パーセント）にまで上昇（**図表18**）。サービスのラインナップも増え、App Store、iTunes Storeのほか、モバイル決済の「Apple Pay（アップルペイ）」や、アップル製品の延長保証「Apple Care（アップルケア）」、そして「Apple Music（アップルミュージック）」「Apple TV（アップルTV）」「iCloud（アイクラウド）」などが加わりました。

「サービス事業が売上の約2割に」と簡単にいいますが、金額に置き換えるとアップルのサービス事業がどれだけの規模に成長しているかを実感しやすいかもしれません。アップルの2020年度売上高は2745億ドル、日本円になおすと31兆3835億円です。そ

図表18　アップルの売上高構成の変化

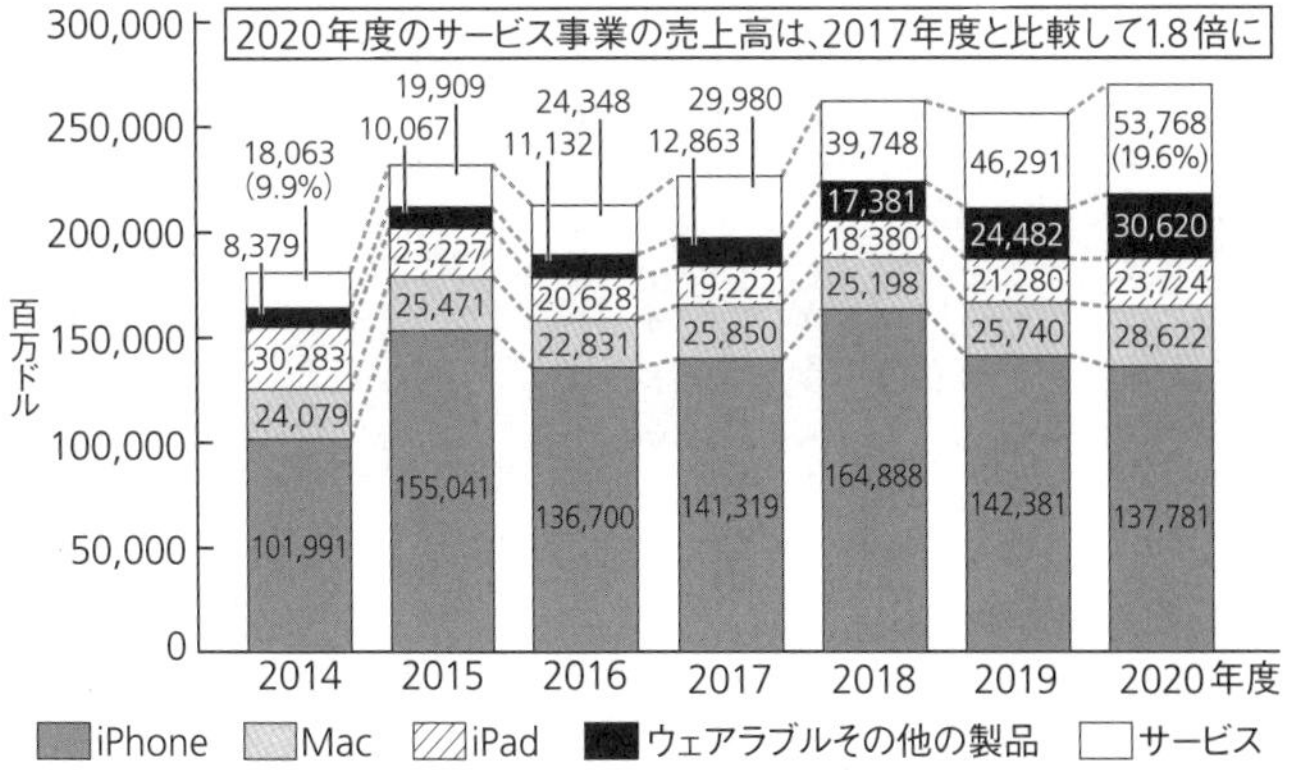

アップルの開示資料をもとに筆者作成

のうち約２割を占めるサービス事業の売上高は５３８億ドル、日本円にして６兆１５１０億円です。これは、ＮＴＴドコモの２０２０年度（２０２０年４月〜２０２１年３月）売上高（４兆７２５２億円）を上回る数字。またアップルと並ぶＧＡＦＡＭの一角であるフェイスブックの２０２０年度（２０２０年１月〜２０２０年12月）売上高８６０億ドルの６割強にもおよぶのです。アップルの２０１７年度と２０２０年度を比較しても、サービス事業の売上高は１・８倍に伸びています（**図表18**）。

スマホの普及が進み、ｉＰｈｏｎｅの販売台数の伸びに陰りが見られることから、次なる成長エンジンを模索しているアップル。その点、サービス事業には、ユーザーとのより継続的な関係性、より高いロイヤリティを構築する上でもメリットがあります。要は、アップルは「サービス重視」の方針へと舵を切っているのです。そう考えると、どの国においても最大規模の産業の一つであるヘルスケアに目をつけたのも無理からぬことです。

また、アップルが展開するデバイスとのシナジー（相乗効果）が期待できることも、ヘルスケア事業に注目した大きな要因であるはずです。のちに詳述しますが、アップルウォッチはスマートウォッチに「メディカルデバイス」としての機能を追加することで、さらに付加価値の高いデバイスへと進化しました。またアップルウォッチを通じてパーソナルヘルスレコードを収集、ユーザー自身が管理するようになると、他社サービスへ乗り換える際のコストが増大するため、ユーザーを「囲い込み」、他社サービスへ流出するのを防ぐ効果も期待できるでしょう。さらに、アップルがこれまでリーチできなかった層にもメディカルサービスならリーチできるとの期待もありそうです。高いブランド価値を持つｉＰｈｏｎｅやアップルウォッチは値段も高め。高齢者層や低所得者層には届きにくい特性を持っています。しかし今後、アップルのヘルスケアサービスが浸透し、やがては保険や公的サービスにも活用されてくれれば新たなユーザー層を獲得できる。そんな狙いもアップルにはあるものと筆者は考えています。

ヘルスケアを含めた「生活サービス全般のエコシステム」を形成

ここでは、アップルという企業の特徴を、いくつかのキーフレーズから読み解いていきましょう。

・生活サービス全般のエコシステムを形成

アップルはものづくりの企業ですが、同時に、iPhone、アップルウォッチなどのデバイスを起点に、iOSやアプリ販売としてのApp Store、音楽配信のApple Musicなど各種のサービスからなる、生活サービス全般のエコシステムを展開しています。競合企業もスマホ起点の「生活サービス全般のエコシステム」の展開を進めている昨今ですが、その規模に注目する限りアップルこそ世界一といって差し支えないでしょう。iPhoneは、誰もが高頻度かつ長時間にわたり使用するデバイスの一つ。ユーザーのあらゆる生活の局面に、アップルのサービスは浸透しています。

・ユーザーの生活やライフスタイルを「よりリッチに」することを支援する

ティム・クックCEOがしばしば口にするのは生活やライフスタイルを「よりリッチに

する」という言葉。アップル製品やサービスの優れたカスタマーエクスペリエンスが、それを可能にします。

・ユーザーの「自分らしく生きる」を支援する
アップルはこれまで、自社製品を通じて新しいライフスタイルを提案することで、熱狂的なファンを獲得してきました。例えば、携帯音楽プレーヤーのiPodを、音楽配信サービス「iTunes Store」とセットで提供することで、音楽＝CDで聴くものから、音楽＝データ配信で聴くものに刷新し、「いつでもどこでも、聴きたい音楽を買い、聴ける」という新しいライフスタイルを提案しました。他のGAFAM企業と違いミッションやビジョンを明文化していないアップルですが、製品や広告などから伝わってくるブランド観は明確。ユーザーの「自分らしく生きる」を支援することに、強いこだわりを持っています。

・インダストリアルデザインへのこだわり、優れたUX／UI
実質的な製造工程こそ外部に委託しているアップルですが、自社工場なみに生産管理を徹底し、デザインには細部までこだわり抜いています。アップル製品が誇る優れたUI

（ユーザーインターフェイス）／ＵＸ（ユーザーエクスペリエンス）は、こうしたハードへのこだわりがあって実現するものであり、その点では他社の追随を許しません。

・強力で巨大なインストールベース

ｉＰｈｏｎｅを筆頭に、アップルのインストールベース（現在使用されている数）は超強力。ＣＢインサイツのレポートが、「過去90日間のアクティブインストールベースは10億」と報告したこともあります。これはそのまま、アップルの顧客基盤であり、アップルのサービスがおりなすエコシステムの巨大さを示しています。

・エコシステム全体からのデータ収集

ここでいうエコシステムとは、ｉＰｈｏｎｅ、アップルウォッチなどハードに限らず、それらのデバイス上で使用できるアプリなども含んでいます。そこにはメディカルデバイスの会社を含め、さまざまな事業者が参入しており、このエコシステムから収集できるデータ量は膨大なもの。またアップルのデバイスを、ポータルな診断やモニタリングの基地として使用することが可能になります。

・「プライバシー重視」の価値観

膨大な個人データにリーチできるアップルですが、反面、その個人データの扱いには慎重であり、特に「プライバシー重視」の価値観を明確に打ち出しています。「プライバシーは、基本的人権です」（アップルのコーポレートサイトより）として、プライバシー重視の方針を、他のメガテック企業に対する差別化戦略としても活用しています。

・「プライバシー重視」が醸成した信頼・信用

プライバシー重視の姿勢は、ユーザーの信頼・信用を集めています。金融サービスや健康サービス等、ユーザーが安心して個人データを委ねることができるのは、ほかにはないアップルの強みです。

・オールインワンサービス「アップルワン」のリリース

より継続的で安定的な収入、より高いロイヤリティを目指して「サービス重視」へと舵を切っているアップル。最近のトピックとしては、２０２０年10月にリリースされたオールインワンのサブスクサービス「アップルワン」があります。現時点（2021年10月）ではApple Music、Apple TV+、Apple Arcade、iCloudの4つのサービスをセットにするのみですが、将来的にはあらゆるサービスを「アップルワン」のもとに包括する方向に拡張すると思われます。それは「アマゾンプライム」の名のもとに、さまざまなサービスを統合したアマゾンとも重なります。

・ハード、ソフト、サービスの融合

ＧＡＦＡＭのなかでも、ハード、ソフト、サービスの3つとも自ら提供しているのはアップルだけ。のちに詳述するフィットネスのサブスクサービス「Apple Fitness+」も、サービス単独というより、ｉＰｈｏｎｅやアップルウォッチなどハードを起点に提供しているところに独自の強みがあります。装着したアップルウォッチからユーザーの脈拍数などの健康データを収集、このデータを利活用し、各ユーザーに合ったワークアウトを提案できるのです。

・パーソナルヘルスレコードへ参入

各国、各産業が参入しているパーソナルヘルスレコードの仕組みを、アップルも提供しています。患者の健康データを収集し、デバイス上で保存、管理できる仕組みです。アップルのデバイスやソフト、サービスのエコシステムによってユーザーは自身のヘルスレコードを管理し、必要に応じて医療機関等とも情報を共有し、さまざまなサービスの提供を受けることができます。

・アップルウォッチは「メディカルデバイス」へ進化

各種ある腕時計型のウェアラブルデバイスのなかでも、ｉＰｈｏｎｅをはじめとするアップルのデバイスやサービスと連動して機能するアップルウォッチは実に強力。その上単独の「メディカルデバイス」としても進化を続けているのがアップルウォッチです。血中酸素濃度センサーや心電図機能を搭載し、ユーザーの健康データを収集。これを活用することでアップルウォッチは、病気になる以前の健康維持、予防医療を重視する「プロアクティブヘルス」の中心的な役割を担うことになるでしょう。

アップルのフィロソフィー

前述の通り、アップルはミッションを明示していない会社です。それでいながら、アップルのフィロソフィーは明確。広告上でも「リードする」「再定義する」「革命を起こす」といったフレーズを打ち出し、アップルが目指す世界観を表現しています。なかでも、テレビCMに使われた「Think Different（自分らしく生きる）」「Your Verse（あなたの人生の詩）」といったフレーズは重要です。ここからは「自分らしく生きる」ユーザーを支援するアップル、というこだわりが伝わってきます。アップルのフィロソフィーをわかりやすく企業戦略にまで落とし込むなら、私は「シンプル×ミニマル×ひとのため」としたいと思います。アップルの製品・サービスを特徴づけているのは、シンプルさです。iPhoneから物理的なホームボタンがなくなる、充電がワイヤレスになるなど、新製品がリリースされるたびにシンプルさは増し、ミニマルに。同時にそれは、ユーザーの使いやすさにも貢献しています。簡単にいえば、アップルではデザインこそが製品の出発点。「プライバシー・バイ・デザイン」の方針にのっとり、アップルのすべての製品・サービスの開発段階から、プライバシー重視を意識しているのも、その表れです。

図表19　アップルの事業構造

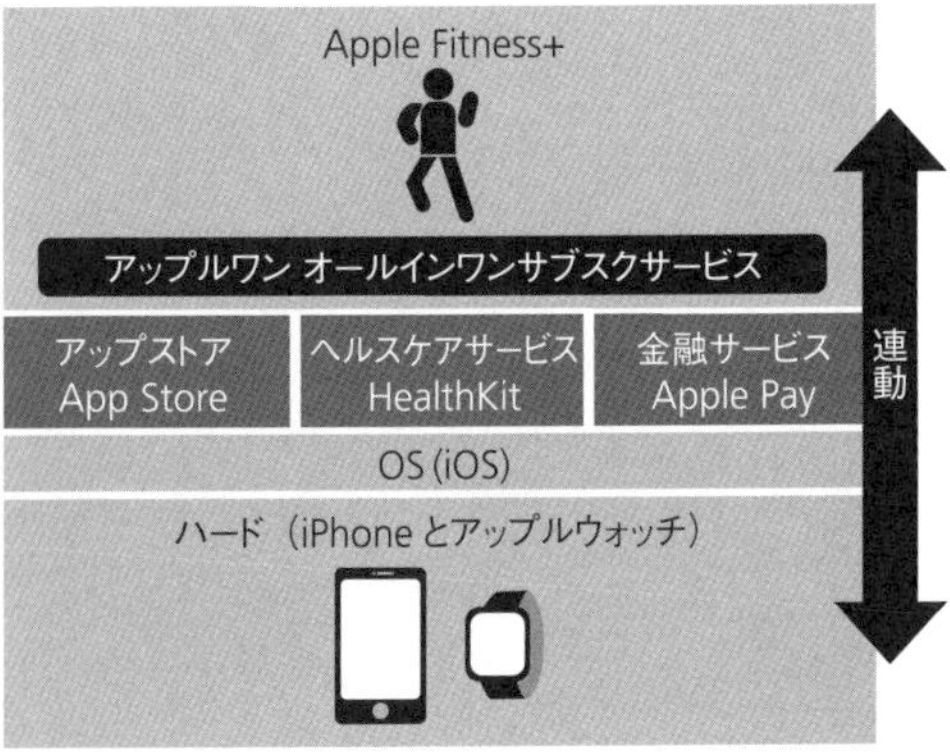

アップルのビジネスモデル

まとめとして、アップルのビジネスモデルをレイヤー構造として示したものが**図表19**です。最下層においてすべての基盤となるのは、「ものづくり」企業らしくハードです。ラインナップとしてはＭａｃやｉＰａｄ等多彩ですが、ヘルスケアの文脈においては、ｉＰｈｏｎｅとアップルウォッチが重要です。これらのハードの上にｉＯＳがインストールされ、その上で、アプリのダウンロードサイトである「App Store」、ヘルスケアサービスの「HealthKit」、金融サービスとしての「Apple Pay」などのプラットフォームを展開。さらにその上に、「Apple Fitness+」や、オールインワンのサブスクサービスである「アップルワン」が展開される、というレイヤー構造です。繰り返し強

図表20　アップルのヘルスケア戦略

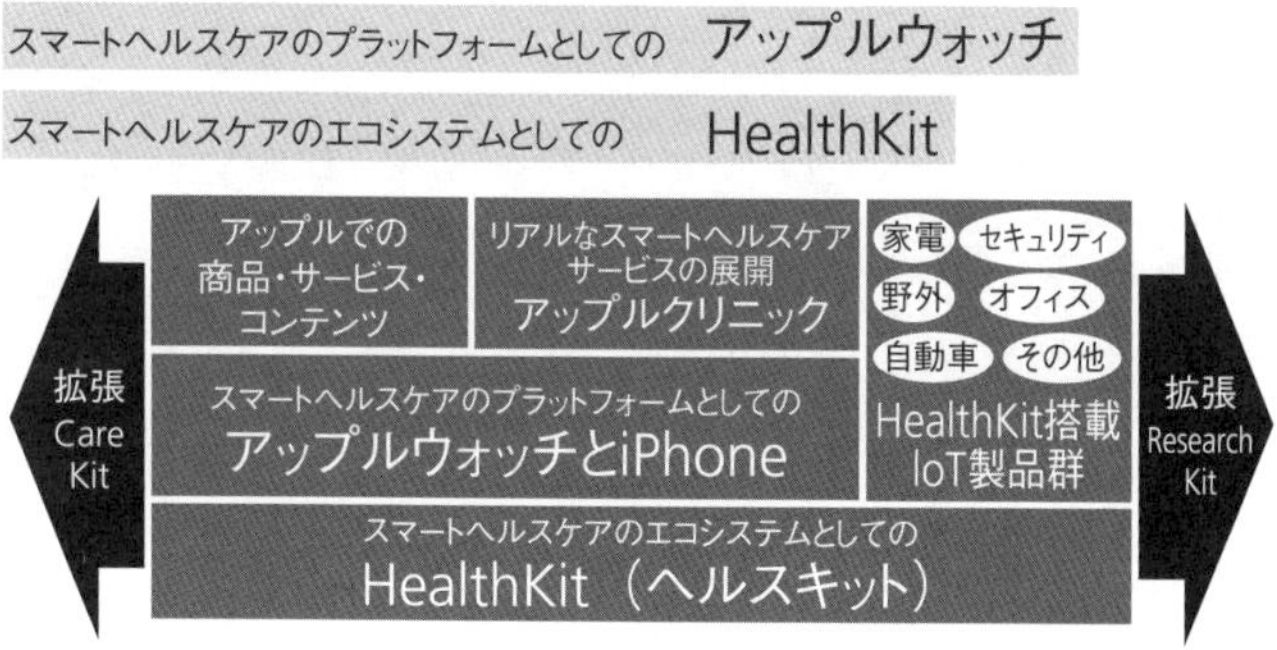

調したいのはハードとサービスの連動です。

アップルのヘルスケアが医療現場を変える

それでは、アップルのヘルスケアの全容とは、どのようなものなのでしょう。

図表20は、アップルのヘルスケア戦略をレイヤー構造として示したものです。最底辺のインフラとして構造全体を支えているのは、スマートヘルスケアのエコシステムとしてのHealthKitです。

HealthKitには、アップルのデバイスや、第三者のアプリ開発事業者が提供しているヘルスケアやフィットネス関連のアプリから取得されたユーザー個人の医療・健康などのデータのほか、病院のカルテ情報なども蓄えられていくことになります。

ユーザーはすでに公開されている健康管理アプリ

「ヘルスケア」で自分の健康データをチェックできるほか、将来的には医療機関との間でのやりとりにも使われることが期待されます。アップルはまた、このエコシステムを自社デバイスのみならず、サードパーティが展開するヘルスケア関連のＩｏＴ製品群にもオープンにしていくことになるでしょう。そうなれば、ｉＰｈｏｎｅやアップルウォッチはスマートヘルスケアのプラットフォームとしてますます成長し、さらなるヘルスケア関連の商品・サービス・コンテンツが展開されていくことになるでしょう。そして、さらにその先には、アップル自身がリアルな病院やクリニックを運営する「アップルクリニック」も視野に入ってくるはず。アップルではすでに、自社製品を生かした社員用のクリニックを展開していることが知られています。その現場でＰＤＣＡを高速で回し経験値を積み上げ、時機をみて一般向けに公開する。そんな未来が開けています。

アップルのヘルスケアの全容については、アップルのコーポレートサイトも詳しい解説を用意しています。これを参照しながら細かく見ていきましょう。

まず、アップルのヘルスケアとは何のためなのか。

「Apple のテクノロジーは、医療従事者が病院内でより効果的に働き、リモートで患者とつながり、画期的な医学研究を行えるように支援します。その結果、これまでよりもさらに効率良く、よりパーソナルで、より人間味のあるケアを提供できるようになります」

つまりアップル製品は、医療の現場を変えうるもの。具体的には、次のような解説が加えられています。

「臨床医は医療記録やデータに必要な時にアクセスできるようになり、看護師はこれまで以上に患者の安全を確保しながら投薬できます。さらに患者は入院中、医療チームとコミュニケーションを取ることで継続的に情報を得て、自分のケアに積極的に関わることができます」

アップルのヘルスケアはまた、医療機関と自宅をシームレスにつなげるものでもあります。

「患者は通院日以外でも、自宅でｉＯＳとiPadOSのアプリケーションを使ってケアチームとつながり続けることができます。医療機関は既成のアプリケーションを活用することも、CareKitを使って、患者が自分自身の健康を管理するのに役立つアプリケーションを開発することもできます。

ｉＰｈｏｎｅ、Apple Watch、ヘルスケアアプリケーション、そしてHealthKit対応のアプリケーションや医療機器を使うと、患者は自分の健康データを簡単に記録してケアチームと共有できます」

医学研究者に提供されているのは「ResearchKit」。これは医療研究アプリ向けのフレームワーク。簡単にいうと、医療研究アプリを開発するためのツールです。

「医学研究者は、ResearchKitを使ってアプリケーションを開発することで、研究を日々の生活に取り入れることができます。オープンソースフレームワークであるResearchKitはプロセスを効率化し、研究者が被験者の登録とインフォームドコンセントの取得をより簡単に行えるようにします。また、定期的な通院時だけではなく、より頻繁に医療情報を収集できるようになります」

アップルはこれらを「ヘルスケアをよりパーソナルなものにするためのテクノロジー」と定義しています。「Appleのパワフルなハードウェアは、ヘルスケア機関の要望に応えて、より速く、より効率的に作業を進められるように設計されています。ヘルスケアチームは直感的なアプリケーションを使って重要な健康データにすばやくアクセスできるので、患者にとって最適な判断を下す際に必要なリソースをすべて手元に置いておけ」るといいます。それができるのは、アップルがこれまで「ものづくり」企業として磨いてきた、直感的に使える優れたインターフェイスがあってこそ。

「Apple製品は、人間味のあるヘルスケアを届けるために設計されています。Appleのソフトウェアはパワフルでありながら、医療スタッフも患者も簡単に使うことができます。Appleのデバイスは患者のデータを保護し、誰もがアクセスできるように作られています。また、健康データを収集し、デバイスを配備するプロセスも効率的に行えるようにしました」

「ヘルスケアアプリケーションは、健康データや記録を一か所にまとめておけるので、確認や理解がより簡単になります。患者がHealthKit対応のアプリケーションとワイヤレス血圧計カフなどの他社製アクセサリを使えば、自分の健康データのモニタリングと保存を安全に行い、ケアチームとデータを直接共有することができます」

同時に、セキュリティも万全です。

「ソフトウェアのセキュリティを保つには、ハードウェアにセキュリティの基盤を組み込む必要があります。Touch IDは、医師が自分の指紋をパスワードとして使い、患者のカルテにすばやくアクセスできるようにします。定期的なソフトウェアアップデートは、新たに発生するセキュリティ上の脅威からiOSとiPadOSを守ります。他社製アプリケーションもカスタムアプリケーションも、ユーザーが許可した方法でなければデータにアクセスできないようになっています。こうした機能によって、医療チームやその他のアプリケーションと共有するデータを患者が完全にコントロールすることができます」

App Store を通じて提供される、さまざまなアプリも、アップルのヘルスケアエコシステムを支えています。その数は4万以上。

「医療スタッフは臨床ケア、看護ケア、患者体験にフォーカスしたアプリケーションを使うことで、よりスピーディーに、よりパーソナルなケアを提供できます。患者は HealthKit 対応アプリケーションを使えば、病院の外でも自分の健康を管理できます。医学研究者は ResearchKit 対応アプリケーションで、より広く多岐にわたる母集団から堅牢で有意義なデータをより簡単に収集できます」

メディカルデバイスとして飛躍的に進化したアップルウォッチ

続いて、アップルウォッチについて見ていきましょう。前述の通り、現在のアップルウォッチは単なる「スマートウォッチ」ではなく、健康管理、医療管理のウェアラブル機器としての性質を強めています。もともと、歩数やエクササイズ時間などが表示される「ヘルスケア」アプリが知られていましたが、シリーズ4以降は心電図機能を搭載するなど、機能を拡張しているのです。その主な機能を、アップルのコーポレートサイトをもとに解説すると、次のようになります。

・血中酸素濃度センサー

最新のシリーズ6から搭載された機能です。背面にある赤外線センサーが、約15秒で血中酸素濃度を測定。ユーザーは血中に取り込まれた酸素のレベルを確認でき、どう変化するのかも追跡できます。これが「全身の健康状態を知るための大切なバロメーター」として、呼吸器や心臓の状態を把握するために活用されようとしています。

・心拍数の通知

アップルウォッチはバックグラウンドで心拍数をチェックしており、重い症状の兆候を探ります。「この機能は、医師とユーザーがより精密な検査が必要な状況を判断する上で役立ちます」。異常があれば、ユーザーに通知を（ユーザーが10分間活動していない状態で、心拍数が120bpm超または40bpm未満の場合）送ります。

・不規則な心拍の通知

アップルウォッチには、不規則な心拍の通知機能も。心房細動の兆候を示す不規則な心拍の有無を、不定期に確認し、異常が見つかればユーザーに通知します。「不規則な心拍の通知機能は、光学式心拍センサーにより手首で脈波を検知し、安静時の心拍間隔の変動を測定します。アルゴリズムによって心房細動の兆候と見られる不規則な心拍が繰り返し検知されると、ユーザーは通知を受け取り、日付、時刻、心拍数がヘルスケアアプリケーションに記録されます」

・心電図アプリ

シリーズ4以降から、心電図アプリを搭載。頻拍や動悸などの症状の発生や不規則な心拍をチェックします。「こうした実際のデータにより、精密な検査や治療を進めていく際に、より多くの情報に基づいたタイムリーな決断を下すことが可能になります」

・歩行と心肺機能

長期的な健康維持には欠かせないのが、歩行です。アップルウォッチは、心肺機能（最大酸素摂取量）、6分間歩行の距離のほか、歩行の質を測定するためのその他の指標（歩行速度、歩幅、歩行両脚支持時間、歩行非対称性）などをモニタリング。「これらの測定データは、ユーザーの許可に基づいて、研究やアプリケーション開発に利用することが可能です」

・転倒検出

この機能はユーザーが55歳以上の場合に自動的に有効になります。ユーザーの転倒を検出するとアラートが表示され、ユーザーがすぐ緊急通報サービスに電話できるようになります。「約1分経ってもユーザーからの反応がない場合、緊急電話が自動的に発信され、ユーザーの緊急連絡先にメッセージが送信されます。検出された転倒はすべてヘルスケアアプリケーションに記録されます」

・メディカルＩＤ

救急隊員や緊急治療室の医療従事者が、パスコードなしでユーザーのｉＰｈｏｎｅのロック画面やアップルウォッチから重要な医療情報を確認するための仕組みです。「ユーザーは、ｉＰｈｏｎｅのヘルスケアアプリケーションでメディカルＩＤを設定することによって、アレルギー情報、使用している薬、健康状態、臓器提供の意思、緊急連絡先などの重要な情報を記載したリストを作成できます」

アップルウォッチのこうした機能がヘルスケアにどのように貢献できるのか、それは少しずつ明らかになろうとしています。現時点では一般的なウェルネスやフィットネスへの活用が中心かもしれませんが、やがては医療での利用や診断などに活用されるようになるのは想像に難くありません。すでに、アップルは研究者と共同でアップルウォッチなどを使用して血中酸素濃度を将来のヘルスケアアプリでどのように活用できるかを探っています。血中酸素濃度といえば、新型コロナウイルス感染症の重症化を察知するために現在は「パルスオキシメーター」によって測定されているもの。これがアップルウォッチでも測定できるとなれば、コロナ治療にも役立つ可能性があります。

米製薬大手のジョンソン・エンド・ジョンソン（J&J）が、アップルウォッチを活用して、不整脈の一種である心房細動の診断改善の研究を開始したと発表したのは、2019年1月のこと。また2020年2月には、心房細動の早期検出が65歳以上の人の脳卒中リスクに与える影響の調査を、アップルと共同で行うと発表しました。

「昨年、アップルが行った心臓研究で、アップル・ウォッチは最も一般的な不整脈である心房細動を正確に検出できることが判明した。米国心臓協会（AHA）によると、心房細動は脳卒中のリスクを5倍以上高める。

アップルのジェフ・ウイリアムズ最高執行責任者（COO）は、この結果を受け、米食品医薬品局（FDA）から、アップル・ウォッチの心電図（EKG）測定機能が認められたと説明。J&Jとの共同研究で、早期検出が医療効果を高めるかどうか明らかにすることを目指す」

「調査を実施するJ&J子会社の医務担当のバイスプレジデント、ポール・バートン氏によると、心房細動の患者の70%は65歳以上。同氏は『われわれがやろうとしているのは、ウエアラブル技術をアプリと組み合わせて、脳卒中や死亡のリスクが下げられるかどうかの回答を見つけることだ』と強調した」（ロイター、2020年2月26日）

新型コロナウイルス感染症の早期発見に活用しようという動きもあります。例えば、心拍変動を指標に、無症状のうちに感染を検出できる、あるいは後遺症の検出に役立てられる、との研究が報告されているのです。

日本ではセコムが、アップルウォッチと連携して、高齢者の生活を見守る「安否みまもりサービス」を提供すると発表しています。

「アップルウォッチから得られる高齢者の心拍数や歩数などのデータと、セコムが設置した防犯向けのセンサーなどから得られる情報を組み合わせ、クラウド上で解析する。その結果、遠隔地にいる高齢者の状況が詳しく把握できる。追加で温湿度センサーを付ければ、熱中症の危険性を知ることもできる」

「新型コロナウイルス禍で、帰省がままならない身内に高齢者を抱える人々からの需要などを見込む」（日本経済新聞、2021年5月19日）

自宅にいながらトレーニングプログラムを受けられる「Apple Fitness+」

続いて、「Apple Fitness+」について見ていきましょう。

「Apple Fitness+」は、ヨガやダンスなどのワークアウトを、コーチのインストラクション映像と音楽とともに配信するサービスです。その最大の特徴は、アップルウォッチやiPhoneなどと連動していることです。心拍数などアップルウォッチで計測したデータとiPhoneなどで見るコーチング動画が同期するほか、専属トレーナーが、データに基づいてワークアウトを提案してくれるのです。リリースされたのは2020年の12月14日。残念ながら日本でのサービス開始時期は未定であり、現時点では米国、オーストラリア、カナダ、アイルランド、ニュージーランド、英国などでサービスが展開されています。

料金は月額9・99ドル、または年額79・99ドル。端的にいえば、「Apple Fitness+」とはサブスク方式のフィットネスサービスとして位置付けられています。「Apple Fitness+」

も日本がサービス地域に含まれていないため、まだ馴染みがないかもしれませんが、海外ではすでにサブスク方式のフィットネスサービスがいくつもヒットしています。その代表例がペロトンです。フィットネスバイクの製造、販売を行うとともに、ニューヨークのスタジオからエクササイズ番組を24時間ストリーミング配信。また7000以上のクラスをオンデマンド配信しています。つまり「自宅にいながらにしてフィットネスのトレーニング」ができるわけで、コロナ禍でステイホームを強いられた2020年に急成長した産業の一つです。

「Apple Fitness+」も進化の途上にあります。2021年1月には、シンガーソングライターのドリー・パートンほか著名人がガイド役を務めてくれるウォーキングプログラムが加わりました。これは、屋外でもワークアウト体験ができることを意味しています。

「『Time to Walk』と名付けられたこの新しい機能は、まずは4人の有名人ガイドによるウォーキングから始まった。ひとりはパートン、ふたり目はバスケ選手でゴールデンステート・ウォリアーズのパワーフォワードのドレイモンド・グリーン、3人目はミュージシャンのショーン・メンデス、そして4人目はエミー賞の受賞歴をもつ女優でドラマ『オレンジ・イズ・ニュー・ブラック』に出演したウゾ・アドゥバである。Time to Walk は語りと音楽で構成されている（音楽のほうは、もちろん『Apple Music』によるものだ）。（中略）ドリー・パートンの担当するエピソードを例に挙げてみよう。パートンが12分間にわたって家族の話をする部分があるのだが、11人のきょうだいについて名前を挙げながら話をしているときには、若き日のパートンの写真が Apple Watch に表示される。バックグラウンドに流れるのは鳥のさえずりだ。

パートンは付け爪をトントンと叩きながら、爪がタイプライターに当たる音が『9時から5時まで』を生み出すヒントになったのだと語る。そしてこのエピソードが実際の楽曲『9時から5時まで』につながり、続いてパートンの曲がさらに2曲流れる。

NBAチャンピオンに3度輝いたドレイモンド・グリーンのエピソードでは母親の厳しい愛の逸話が語られ、やがてドレイクの『Big Rings』へとつながる。ウゾ・アドゥバにいたっては、犬を連れて散歩する」（WIRED、2020年1月27日）

「Apple Fitness+」の詳細については、やはりアップルのコーポレートサイトに紹介されている印象的なキャッチフレーズをもとに、解説していきます。

特に重要なアップルウォッチとの連動については、次のように表現されています。

「Apple Fitness+ は、アップルウォッチの個人的な指標を動的に統合してユーザーを刺激し、ワークアウトの重要な瞬間に画面上でそれらをアニメーション化し、ユーザーの意欲を維持するのに役立つ魅力的で没入型のエクスペリエンスを提供します。たとえば、トレーナーが心拍数をチェックするように言うと、心拍数の指標にスポットライトが当てられます。厳しいトレーニングの最中はカウントダウンタイマーが始まり、ユーザーを最後の1秒まで追い込みます」

また、ユーザーに合わせてワークアウトのコンテンツを推奨するシステムを備えているため、膨大な量のコンテンツを前に呆然とすることもありません。

「Fitness+ は、ユーザーがすでに楽しんでいることに一致するワークアウトを推奨します。これにより、ユーザーは慣れ親しんだものにすぐに飛び込むことができ、新しいことを試すことを提案したり、新しいトレーナーを見つけたり、現在のルーチンを補完するワークアウトを提案したりできます」

「Fitness+ は毎週、さまざまなトレーナー、時間、音楽を使用して、すべてのトレーニングタイプに新しいコンテンツを配信しています。始めたばかりの人、何か新しいことを試している人、または運動に戻っている人のために、トレーナーチームの数人のメンバーが、毎週の準備のオプションとして、ＨＩＩＴ（高強度インターバルトレーニング）、ストレングス、コア、ヨガの基本を教える絶対初心者トレーニングを主導しています。スタジオワークアウト、ローイング、サイクリング、トレッドミルのワークアウトには、機器のセットアップ方法を示し、適切なフォームとテクニックを紹介する入門ビデオもあります」

「Apple Fitness+」で配信される音楽は、当然ながら、Apple Music ライブラリにダウンロード可能。これまで再三にわたり指摘してきた「生活サービス全般のエコシステム」は、ここにも張りめぐらされています。「Apple Fitness+」のサービスを受けるにあたって必要なのは、アップルウォッチと、映像を流すｉＰｈｏｎｅ、ｉＰａｄ、または Apple TV のみ。それさえあれば、いつでもどこでも、ワークアウトができるのです。

「ユーザーがワークアウトを開始する場所に関係なく、パーソナライズされた推奨事項はデバイス間で同期されます。多くの Fitness+ ワークアウトは、機器をまったく必要としないか、ダンベルのセットのみを必要とします。サイクリング、トレッドミル、およびローイングのワークアウトは、任意のメーカーの機器を使用して実行できます」

これからのアップルが目指すもの

最後に、思い出していただきたいのは、この巨大なヘルスケアエコシステムも、アップルが展開する生活サービス全般のエコシステムの、ごく一部だということです。サービス重視へと舵を切ったアップルは、このエコシステムの拡充、充実をさらに推し進めていくことになるでしょう。ただし、「ものづくり」企業アップルのこと、サービスの拡充は、ハードの進化と同時並行で起こると考えるのが妥当です。

やがて5G時代に突入し、AR（拡張現実）／VR（仮想現実）が浸透、そして次なるMR（複合現実）が現実のものになりつつあり、マイクロソフトが「ミックストリアリティが第4のプラットフォームになる」というほどです。これも、サービスのみの進化で語れるものではなく、ハードの進化とパラレルです。そこで思い出すのは2020年に発表されたiPhone12 Pro/Pro Maxに「ライダー」というテクノロジーが搭載されたこと。ライダーとはもともと、自動運転車に不可欠とされる技術であり、レーザー光を用いたセンサーの一種。しかし、これにより3DオブジェクトをAR現実世界に重ね合わせるARのアプリが開発されました。私の予想では、デバイスの高機能化は、究極的にはアンビエントコンピューティングに近づいていきます。すなわち、スマホなどデバイスがなくてもサービスが受けられる世界。夢物語のような話に聞こえるかもしれませんが、「シンプル×ミニマル×ひとのため」を志向するアップルならばやりかねない。そう思えるのです。

第4章　アマゾン病院が誕生する日

従業員向け診療サービス「アマゾン・ケア」スタート

２０２１年3月、アマゾンは従業員向け診療サービス「アマゾン・ケア Amazon Care」を、同年夏から全米企業を対象に提供することを発表しました。アマゾン・ケアはもともと、アマゾンの従業員とその家族向けの遠隔医療サービスとして、２０１９年9月にスタートしていたものです。専用アプリを通じてビデオ通話とテキストチャットによるオンライン診療が可能なほか、処方箋のデリバリーサービスや、必要に応じて訪問診療や看護も受けられます。

自社向けに開発した診療サービスを、全米企業に向けて公開するとは、どういうことでしょうか。ひとつには、次のような狙いがあると見られています。

「米国時間3月17日の時点では、Amazon Care は同社の本拠地であるワシントン州で、他の企業にサービスの提供を開始。これは、他の企業が Amazon Care を従業員のための総合的な福利厚生パッケージの一部として契約することを目指している。アマゾンはこのサービスの大きな強みとして、検査におけるスピードの優位性を謳っている。それは例えば、新型コロナウイルスをはじめとする検査結果の迅速な通達などが含まれる。

Amazon Care の仕組みには、アマゾンならではの工夫が凝らされている。対面ケアの

図表21　アマゾンが自社業務を事業展開してきた歴史

アマゾン自社業務	外部向け事業展開
物流業務	アマゾン・フルフィルメント
クラウドコンピューティング	AWS
EC 業務	アマゾン・マーケットプレイス
マーケティング業務	アマゾン・アドバタイジング
決済業務	アマゾン・ペイ
総務業務	アマゾン・ビジネス
社員向けヘルスケア	アマゾン・ケア

筆者作成

オプションを利用すると、アプリを通じて医師や医療従事者の到着予定時刻が提供されるが、これはアマゾンのアプリが荷物の配送でやっていることと不気味なほどよく似ている」（TechCrunch Japan、2021年3月19日）

もっとも、これまでのアマゾンを知る方なら、この展開は予想がついたかもしれません。というのも、「まずは自社向けに展開し、成果が上がったところで社外にも開放する」動きは、アマゾンにしばしば見られるものだからです。代表的な例が、世界トップシェアのクラウドサービスであるAWS（アマゾン・ウェブ・サービス）です。自社用に整備したクラウドコンピューティングを法人顧客にも提供するようになったのがAWSのはじまりでした。

それでも、このニュースは大きな衝撃をもって迎えられたはずです。これまでＥＣ・小売りを筆頭に多くの産業の勢力図を塗り替えてきたアマゾンが、本格的にヘルスケア産業に参入することを示すニュースだったからです。

ヘルスケア産業に構築するのは「新たなエコシステム」

私が『アマゾンが描く２０２２年の世界』（ＰＨＰ研究所）を発表したのは２０１７年のことです。オンライン書店として創業した後、家電にアパレル、生鮮食品、デジタルコンテンツなども販売する「エブリシングストア」へ、そして今では物流やクラウドコンピューティング、金融サービス、はては宇宙事業までも事業領域としてカバーする「エブリシングカンパニー」へ。そんな世界最強の企業、アマゾンの姿を活写しようとするものでした。

その本のなかでも紹介した「デス・バイ・アマゾン」という言葉があります。あまりに巨大化したアマゾンは、ある産業や企業の顧客や利益を奪い、食い尽くす脅威となっている。ユーザーを囲い込んで離さない独自の「アマゾン経済圏」をつくり、拡大しつつある。そんなアマゾンの、次なるターゲットの一つがヘルスケア産業です。

アマゾンのヘルスケア事業に踏み込む前に、まずはアマゾンの事業構造やビジネスモデルを、ざっくり整理しておくことにしましょう。それにより、「なぜアマゾンがヘルスケア事業に進出するのか？／なぜ進出できるのか？」という問いに対する答えも自ずと明らかになります。

アマゾンとは何の会社か。一般ユーザーにとっては第一に「オンラインストア」であることでしょう。それは、売上構造からいっても明らかです。２０２０年12月期における、アマゾン全体の売上は３８６０億６４００万ドル。そのうちオンラインストアの売上は１９７３億４９００万ドルと、50パーセント以上を占めています。オンラインストアの次に大きな売上をあげているのは、アマゾン以外の第三者が販売する「マーケットプレイス」の８０４億３７００万ドルで、全体の20・８パーセント。ほか、クラウドサービスのＡＷＳの４５３億７０００万ドル（11・８パーセント）、アマゾンプライム会員などの「サブスクリプション」サービスの２５２億７００万ドル（６・５パーセント）、２０１７年に買収した高級スーパー「ホールフーズ」や無人レジコンビニの「アマゾン・ゴー」など「リアル店舗」の１６２億２４００万ドル（４・２パーセント）と続きます。

このうち、後述するアマゾンのヘルスケア事業を理解する上でも欠くことができないのが、今や世界一のクラウドサービスへと成長したＡＷＳです。アマゾン＝世界一のオンラインストアですが、テクノロジー企業としてのアマゾン最大の武器がこのＡＷＳであり、ヘルスケア事業もＡＷＳなくして存在し得ないからです。

そもそもＡＷＳは、アマゾン本体がオンラインストアなど消費者向けのビジネスを展開するなかで、それを支えるＩＴインフラとして構築したものがベースです。それを法人顧客が活用できるよう公開したのが２００６年のこと。現在は機械学習やＡＩ、ＩｏＴをはじめとするさまざまなクラウドベースのサービスを提供するまでに、サービスは拡張されました。ＡＷＳが法人顧客にもたらした恩恵は、実に大きなものです。ＡＷＳを利用すれば、自社でハードウェアなど設備を用意する必要もなく、メンテナンスもセキュリティ対策もいりません。手間とコストを極度に圧縮しつつ、利用したいＩＴサービスを使いたいときだけ使えるようになったのです。これについて現アマゾンＣＥＯのアンディ・ジャシー氏は次のように述べています。

「世界的大企業と同じインフラストラクチャーを寮に住む大学生が使える世界を考えたのです。大企業と同じコスト構造が持てるというのは、スタートアップや小企業にとって互角に戦える場ができるということですから」（『ジェフ・ベゾス　果てなき野望』ブラッド・ストーン著、２０１４年、日経ＢＰ）

加えて、AWSがアマゾン本体のサービスと表裏一体の関係となり、「ビッグデータ×AI」の領域で強固なシナジーを生み出していることを忘れてはいけません。これまでアマゾンは、オンラインストアをはじめ、電子書籍サービスの「キンドル」、音声認識AIの「アレクサ」、無人レジコンビニ「アマゾン・ゴー」など、さまざまなサービスをリリースしてきましたが、そうした商品単体、サービス単体ではなく、プラットフォームやエコシステムで勝負をしかけてくるのが、GAFAMの戦い方です。アマゾンにおいては、例えば、AIスピーカーの「アマゾン・エコー」を顧客接点としつつ、アレクサがさまざまな商品・サービス・コンテンツをサードパーティから取り込み、「アマゾン経済圏」とも呼ばれる巨大なエコシステムを広げつつあります。同時に、そのエコシステム全体からビッグデータを収集、蓄積しているのがAWSなのです。ビッグデータをAIによる分析にかけることで、レコメンデーションや商品・サービスの強化、コスト削減など、ユーザーエクスペリエンスの向上にフル活用。それがまた、エコシステムの成長を強力にプッシュしています。

そして、ユーザーエクスペリエンスの追求こそは、アマゾン本体のビジネスモデルの根幹に位置するものであり、オンラインストアのみならずAWSや宇宙事業に至るまで、あ

図表22　アマゾンのビジネスモデル

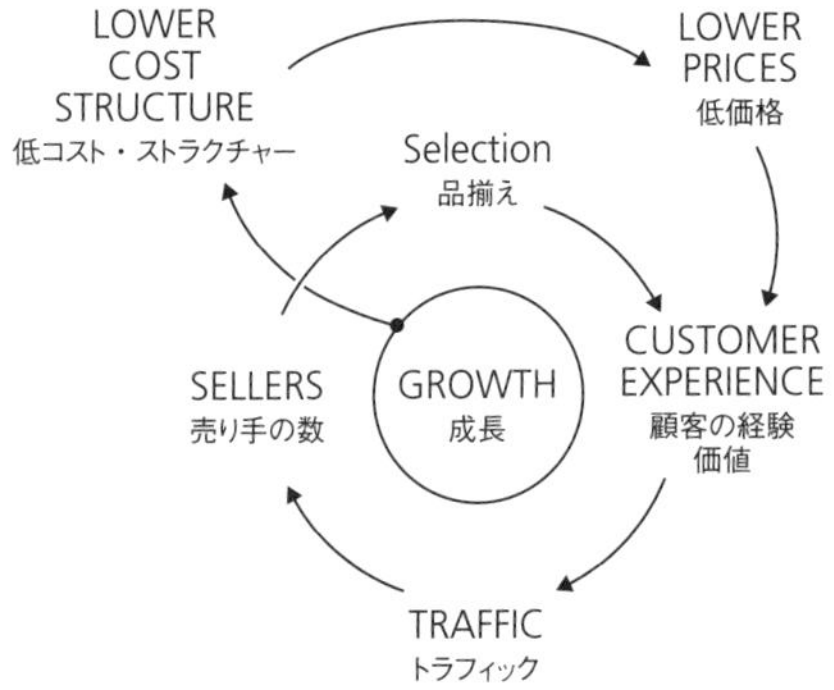

アマゾンHPより（筆者訳）

らゆる事業に貫徹されている、アマゾンの代名詞です。

アマゾンのビジネスモデルを語るにあたっては、創業者であるジェフ・ベゾスが描いた図が、格好の材料となります（**図表22**）。これは、ベゾスがアマゾンの創業前、仲間とファミレスでミーティングをしている最中に、紙ナプキンにメモしたものだと言われています。

この図が示しているのは、アマゾンの事業成長をもたらす2つのサイクルです。一つめのサイクルは、「セレクション（品揃え）を増やす」と「顧客の経験価値（カスタマーエクスペリエンス）が上がる」、顧客の経験価値が上がると「トラフィックが増える（Amazon.com に人が集まってくる）」、そして「そこで物を売りたい売り手が集まる」ことで、ますますセレクションが増え、顧客の経験価値が上がる、というものです。もう一つのサイクルは、低コスト体質と低価格が顧客の経験価値を高め、それがまたトラフィックを増やす、というものです。創業以来アマゾンは、これらのサイクルを回すことで、エブリシングカンパニーへと上り詰めたのです。

アマゾン創業者ジェフ・ベゾスの「思考法」

アマゾンという企業を知るにあたっては、創業者ジェフ・ベゾスの哲学、思い、こだわりの理解も欠かせません。私は長年にわたりベゾスの言動を追いかけてきました。その経験から「ベゾス思考」の特徴を挙げるならば、次の3点に集約されます。

（1）「地球上で最も顧客中心主義の会社」というミッションと、それと表裏一体になっているカスタマーエクスペリエンスへのこだわり
（2）低価格、豊富な品揃え、迅速な配達へのこだわり
（3）大胆なビジョン×高速ＰＤＣＡ（早く失敗し早く改善する）のこだわり

この3点のうち、ヘルスケア産業のＤＸにおいて、特に重要と思われるのは（1）「地

球上で最も顧客中心主義の会社」というミッションと、それと表裏一体になっているカスタマーエクスペリエンスへのこだわりです。

アマゾンは、創業以来「地球上で最も顧客中心主義の会社」という壮大なミッションを掲げている企業です。それがアマゾンのヘルスケア事業においてどう実現するかは後述するとして、ここでは顧客中心主義と表裏一体の関係にあるカスタマーエクスペリエンスという言葉について、補足しておきます。カスタマーエクスペリエンスには、これといった明快な定義はありませんが、「ベゾスが考えるカスタマーエクスペリエンス」なら、過去の発言から推測することが可能です。

結論から述べると、それは次のようなものです。

ベゾスが考えるカスタマーエクスペリエンスとは第一に、人間が人間として持っている本能や欲望に応えることです。

第二に、テクノロジーの進化により高度化する問題やストレスを解決することです。

第三に、「察する」テクノロジーです。

第四に、顧客に「〇〇取引をしている」ことを感じさせないことです。

第一の、人間が人間として持っている本能や欲望に応えることについては、私たちが普段利用しているアマゾンのＥＣサイトが「（サイトを）見つけやすい」「（画面が）見やすい」「わかりやすい」「（目当ての商品を）検索しやすい」「選びやすい」「受け取りやすい」「使いやすい」「継続しやすい」ものであることから想像しやすいはずです。検索履歴や購入履歴をもとにおすすめ商品を表示するレコメンド機能も、商品の選びやすさに一役買っています。

第二の、テクノロジーの進化により高度化する問題やストレスを解決することについてはどうでしょう。「カスタマーエクスペリエンスを重視する」ことを謳う企業はアマゾン以外にも無数にあります。しかしアマゾンが際立つのは、その先鋭化ぶりです。

テクノロジーの進化により、私たちが享受するサービスの利便性も、日に日に進化しています。しかし、ここに一つのジレンマが生じます。それは、利便性が増せば増すほどに、ひとたび顧客の欲望が満たされないことがあると、そのとき感じるストレスが強烈になる、というジレンマです。例えば、コンビニのレジ前の行列。ほんの数年前なら、財布から小銭を出すのにもたつく人がいても、何のストレスも感じず、平然としていられました。「レジで待つのは当たり前」の世の中だったからです。しかしキャッシュレス決済が浸透した今は、ほんの数分の待ち時間がストレスになってしまう。このような時代においては、顧客から期待されるカスタマーエクスペリエンスは、高度化する一方です。おそらく、この先どれだけアマゾンのカスタマーエクスペリエンスが先鋭化しても、消費者は完全に満足することはないのでしょう。しかしベゾスは、そんなわがままな顧客の期待にも徹底的に応えようとしている。今では当たり前となった、決済のストレスを限りなくゼロにする「ワンクリック」や、即日配送も、そのようにして誕生したのです。

その先鋭化の一途をたどるアマゾンのカスタマーエクスペリエンスがついにたどりついたもの。それが第三の「察する」テクノロジーです。例えばECにおいても、ユーザーが購入した商品やチェックした商品の履歴、検索のために入力した単語などのビッグデータをもとに、特定ユーザーの心理や行動パターンなどをAIで分析。顧客一人ひとりの嗜好に合わせたレコメンデーションを実現しています。しかも、ここでは「リアルタイム」であることが重要です。アマゾンの元チーフ・サイエンティストのアンドレアス・ワイガンドは、著書『アマゾノミクス』（文藝春秋）のなかで「『〇・一人』規模でセグメントするアマゾン」と書いています。これは、ユーザー一人ひとりの刻一刻と変化するニーズを反映したマーケティングが実現していることを意味します。アマゾンは今後、カスタマーエクスペリエンスをさらに先鋭化させることで、やがては、「欲しいと思ったら目の前に商品が届いている」あるいは「欲しいと思う前に必要な商品が届いている」といったサービスまで実現させてくるかもしれません。

現時点の、アマゾンのカスタマーエクスペリエンスの到達点が、第四の「顧客に◯◯取引を感じさせない」サービス。無人レジコンビニの「アマゾン・ゴー」が具体例です。ゲートにスマホをかざしてアマゾンIDを認証させて入店すると、陳列棚から商品をピックアップし、立ち去るだけで買い物は終了。アマゾンはこれを「ジャスト・ウォーク・アウト」と表現しています。もはや買い物をしていること、支払いをしていることすら、顧客に感じさせません。

このような思考の持ち主であるベゾスが、ヘルスケア産業のDXに着手するなら、何をするか。本章の後半は、そのような問いを念頭に、読み進めていただきたいと思います。

ベゾス思考の残る2つ、（2）低価格、豊富な品揃え、迅速な配達へのこだわりと、（3）大胆なビジョン×高速PDCAのこだわりについても、簡単に触れておきます。

「低価格×豊富な品揃え×迅速な配達」へのこだわりを、ベゾスはしばしば口にしています。前述の通り、顧客が要求するカスタマーエクスペリエンスは高度化する一方ですが、ベゾスは「消費者が低価格、豊富な品揃え、迅速な配達を求めるのは昔も今も10年後も変わらないはずだ」と語っています。もちろん、その要求水準は高くなり続けています。典型的なのは「迅速な配達」でしょう。20年前なら即日配送など、誰も実現可能とは信じられなかったはず。しかし今では、アマゾンのプライム会員になれば即日配送が可能になっており、即日配送ができない他のＥＣサイトで買い物をすると「遅い」と感じてしまうほどです。今後も、より低価格、より豊富な品揃え、より迅速な配達をユーザーは求め続け、ベゾスはそれに応え続けることでしょう。

大胆なビジョン×高速ＰＤＣＡのこだわりは、アマゾンに限らず米中のメガテック企業にも共通する部分です。

ベゾスは「地球上で最も顧客中心主義の会社になる」という宇宙規模のミッションを打ち立てながら、「今ここ」で何をすべきかを逆算して導きだし、ＰＤＣＡを高速回転させています。日本の大企業のように詳細な計画を立てようとするあまり身動きがとれなくなるのではなく、「小さく・早く始める」リーンスタートアップを志向する。言い換えると、これは早く失敗して早く改善する経営だともいえます。これこそ、メガテック企業がイノベーションを繰り返し生み出せる最大の要因です。「なぜアマゾンが？」と最初は疑いの目を向けられるような新事業もリーンスタートアップで着手し、試行錯誤を繰り返すうちに、爆発的な成長を手にするのです。電子書籍サービスのキンドルもそうでした。紙の書籍とカニバリズムを起こすと批判されながらも、しかしキンドルの売上が紙の書籍を追い抜くまでに、米国ではわずか3~4年しかかかりませんでした。

アマゾンのヘルスケア戦略

それではいよいよ、アマゾンのヘルスケア事業を読み解いていくことにしましょう。簡単にいうと、「アマゾン・ヘルスレイク」「アマゾン・ケア」「アマゾン・ファーマシー」「アマゾン・アレクサ」「アマゾン・ヘイロー」の5つが柱であり、それらがおりなすヘルスケアのエコシステムを、クラウドコンピューティングのAWSが下支えする構造となっています。以下、アマゾンのヘルスケア事業5つを個別に見ていきましょう。

(1) AWSによる医療データ関連サービス「アマゾン・ヘルスレイク Amazon HealthLake」

2020年末に立ち上がったアマゾン・ヘルスレイクは、AWSの一つの機能という位置付けです。その機能は、病院、薬局などから集めた医療データをAIによって整理・インデックス化・構造化すること。これまでの医療データは異なる形式やシステムで記録・

保存・管理され、なおかつ完全性や一貫性を欠いていたために、誰にとっても利用しやすい形ではありませんでした。アマゾン・ヘルスレイクはその問題を解決、医療従事者や保険会社、製薬会社などに「使える」医療データを提供します。例えば「『血圧の高い患者にコレステロールを低下させる医薬品を使用して、昨年どのような効果があったか』といった質問に対して、迅速かつ正確に答えを見つけることが可能です」とアマゾンは自社HPに書いています。

（2）従業員向け診療サービス「アマゾン・ケア Amazon Care」

本章冒頭でも触れたアマゾン・ケアです。アマゾンの従業員とその家族向けの医療サービスとして始まり、2021年夏から全米企業を対象に拡大しました。

なおアマゾン従業員向けヘルスケアサービスは過去にも例があり、その蓄積がアマゾン・ケアに生かされているものと考えられます。例えば2018年、米銀JPモルガン・チェース、米投資・保険会社バークシャー・ハサウェイと設立した、それぞれの従業員向けヘルスケアサービスのジョイントベンチャー「ヘイブン Haven」です。ヘイブンは2021年に解散しましたが、アマゾンはそれとは別に、独自のヘルスケアサービスを着々と進めていたのでしょう。また2019年10月にはオンライン医療サービスと患者の重篤度判定ツールを開発するヘルスナビゲーター社を買収、アマゾン・ケアと統合しています。

（3）オンライン薬局「アマゾン・ファーマシー Amazon Pharmacy」

アマゾン・ファーマシーは、2020年11月にスタートした処方箋のオンライン薬局サービス。すでに全米で展開されています。アマゾン・ファーマシーの機能は、オンラインでの処方薬、医薬品の購入、処方箋の管理、各種保険の登録など。18歳以上のアマゾン会員なら利用できますが、プライム会員には無料配送や提携薬局での処方薬購入に際しての割引などの特典があります。

もともとアマゾンは2018年、医薬品ネット通販／処方箋デリバリーサービスの「ピルパック Pillpack」を買収し、医薬品のサプライチェーンに本格参入していました。アマゾン・ファーマシーはピルパックの配送サービスを活用することで、慢性病患者向けにクリームや錠剤、目薬、吸入器などを30日周期で自動配送するオプションを提供。薬についてわからないことがあれば、薬剤師による24時間年中無休の電話相談も可能です。

（4）薬の管理を支援する音声認識AI「アマゾン・アレクサ Amazon Alexa」のスキル

音声認識AI「アレクサ」のスキルに、ヘルスケア関連の機能が追加されています。例えば、薬局チェーン「ジャイアント・イーグル・ファーマシー Giant Eagle Pharmacy」と共同開発した薬の管理を支援するスキル。スキルを通じて患者の処方箋に基づいた服薬のリマインダーを設定、補充用の医薬品も注文可能です。また音声による補充リクエストツールを、薬局向けに投薬及び供給管理サービスを提供する「オムニセル Omnicell」と共同開発しました。

（5）ヘルスケア&ウェルネス・プラットフォーム「アマゾン・ヘイロー Amazon Halo」

「アマゾン・ヘイロー」はアマゾンが開発したフィットネス用ウェアラブルデバイスです。リストバンドに加速度計、温度センサー、心拍数モニター、2つのマイクを内蔵し、ユーザーの健康データを収集します。また収集したデータを解析し、デバイスと連携するアプリにユーザーの健康状態を表示します。なおアマゾン・ヘイローはアマゾン上で購入可能で、価格は99・99ドル。加えて月額3・99ドルの使用料金がかかります。

後述する「アマゾン病院」において、アマゾン・ヘイローは欠かすことができない中核的なデバイスとなるでしょう。しかし、まだ日本で発売されていない以上やむを得ないことですが、アマゾン・ヘイローが持っているそれほどのポテンシャルが、日本ではまだ認識されていません。

アップルのアップルウォッチと大きく異なるのは、「健康管理のためのセンサー」としての最小限の機能に特化していることです。何か操作をする必要はなく、ディスプレイもなければ時刻表示も、通話機能や音楽再生機能もありません。では、アマゾン・ヘイローにはどのような機能があるのでしょうか。

まず運動量をモニタリングし、その量によってポイントを付与する機能が「Activity」です。「一週間に150ポイント」を得ることを目標に、日々の運動量がグラフで表示されるのです。なお、ここでの1ポイントは、1分間の中程度の運動量を指しているため、必然的に「一週間で150分の運動」が促されることになります。

心拍数や体温から睡眠を分析する機能が「Sleep」です。浅い眠り、深い眠り、レム睡眠などをモニタリングし、そこから睡眠の質を測定。睡眠時間や夜中に起きた回数なども加味しつつ総合的に評価した結果、100点満点中70点を下回ると「改善が必要」と判断されます。

声のトーンを計測する「Tone」と呼ばれる機能からわかるのは、ユーザーのメンタルの状態です。アマゾン・ヘイローはマイクによってユーザーの声を拾い、AIで声のトーンを解析。そこに含まれた感情をAmused（楽しい）、Content（満足している）、Reserved（静か）、Displeased（不機嫌）の4つに分類し、1日がどんなメンタルで占められているかをグラフで表示します。これはまた、自分の声のトーンが相手にどんな印象をもたらしているかを自覚するのにも、役立つ機能です。より好感をもたれやすい声のトーンに改善する上で、助けになるはずです。

「Body」は体脂肪率を測定する機能です。スマホ上で自分の身体を測定し、体重を入力すると、AIが体型から脂肪量を推定してくれるのです。アマゾンの発表によると、Bodyが体脂肪率を推定する精度は、医師が使う方法と同程度であり、一般の家庭向けスマート体重計の2倍近いとのこと。肥満は、心臓疾患や糖尿病の発症確率を高める要因。健康管理には欠かせないデータです。

そして「Labs」は、健康管理のためのプログラムを提案する機能です。ここにアマゾンだけでなくサードパーティによるコンテンツを取り込むことで、ワークアウトや睡眠改善、マインドフルネスなどのプログラムを受けられます。アップルがアップルウォッチとiP honeを連動させて各種のフィットネスプログラムを提供する「Apple Fitness+」を2020年12月からスタートさせていますが、アマゾンのLabsはこれに類似するサービスと言えそうです。

以上5つのヘルスケア事業によりアマゾンは、クラウドや「ビッグデータ×AI」を基盤にヘルスケア&ウェルネスのエコシステムを構築、それを通してユーザーのヘルスケアデータを収集することで、エコシステムを強化する仕組みを構築しています。また、ECサイトとしてのアマゾンも、ヘルスケア関連の商品・サービスのマーケットプレイスとして成長を遂げていくことでしょう。

5つの事業のうち私が特に注目しているのは、アマゾン・ヘイローです。ヘイローはおそらく、これからさまざまな医療データを収集できるメディカルデバイスとして、進化を続けていくはず。アマゾン・ヘイローは、いわばアマゾンのヘルスケアのエコシステムに組み込まれるためのデバイス。日常生活、あるいは入院中もアマゾン・ヘイローを装着し、医療データを収集、分析することで、投薬の管理や医療ミス・医療事故の防止、リハビリテーションのサポートなど、さまざまな用途に使われるポテンシャルを筆者は感じます。

ジェフ・ベゾスが病院を始めたら何をするか？

さて、ここからは、一種の思考実験です。ここまで論じたのは、すでにアマゾンが着手しているヘルスケア事業でした。しかし最強のＩＴ企業にしてエブリシングカンパニーであるアマゾンをもってすれば、既存の病院そのものをＤＸによって刷新することも可能なはずです。現状では、アマゾンが今すぐ直接的に病院運営を担うとは考えにくいものの、次世代ヘルスケア産業における病院の姿を占うにあたって、「ジェフ・ベゾスが病院を始めたら何をするか？／何が可能か？」という視点からのシミュレーションは大いに参考になると、私は考えています。

ここでのポイントは、次の７つです。

（１）顧客を宇宙の中心に置く
（２）病院の本質をＤＸで進化させる
（３）病院におけるバリューチェーンの主なプロセスをＤＸで進化させる
（４）データを集積してＡＩで最適化する
（５）医療事故や医療ミスをＡＩやＤＸで減らす
（６）病院におけるＵＸやＵＩを改善する

（7）病院やヘルスケアの新たなプラットフォームとエコシステムを構築する

以下、順に見ていくことにしましょう。

（1）顧客を宇宙の中心に置く

ジェフ・ベゾスがしばしば口にする言葉に「顧客を宇宙の中心に置く」というものがあります。この言葉が意味するところを理解するには、アマゾンが創業以来掲げている「地球上で最も顧客中心主義（カスタマーセントリック）の会社」という壮大なビジョンから、読み解かなければいけません。

顧客中心主義とは、今や多くの企業が掲げている理念であり、それ単独では珍しいものではありません。しかしアマゾンにおいて特筆するべきは、その徹底ぶりです。私は第2章で、日本の銀行がいかに顧客中心主義からほど遠いものかを説明しました。銀行の都合で設計された取引フローに基づいて行員を配置し、顧客に合わせるどころか顧客に「来させている」。そんなサービスが、日本の銀行では長年「当たり前」のものとされてきました。同じことがそのまま病院にも言えます。病院の都合で設計されたオペレーションに合

図表23　顧客を宇宙の中心に置く

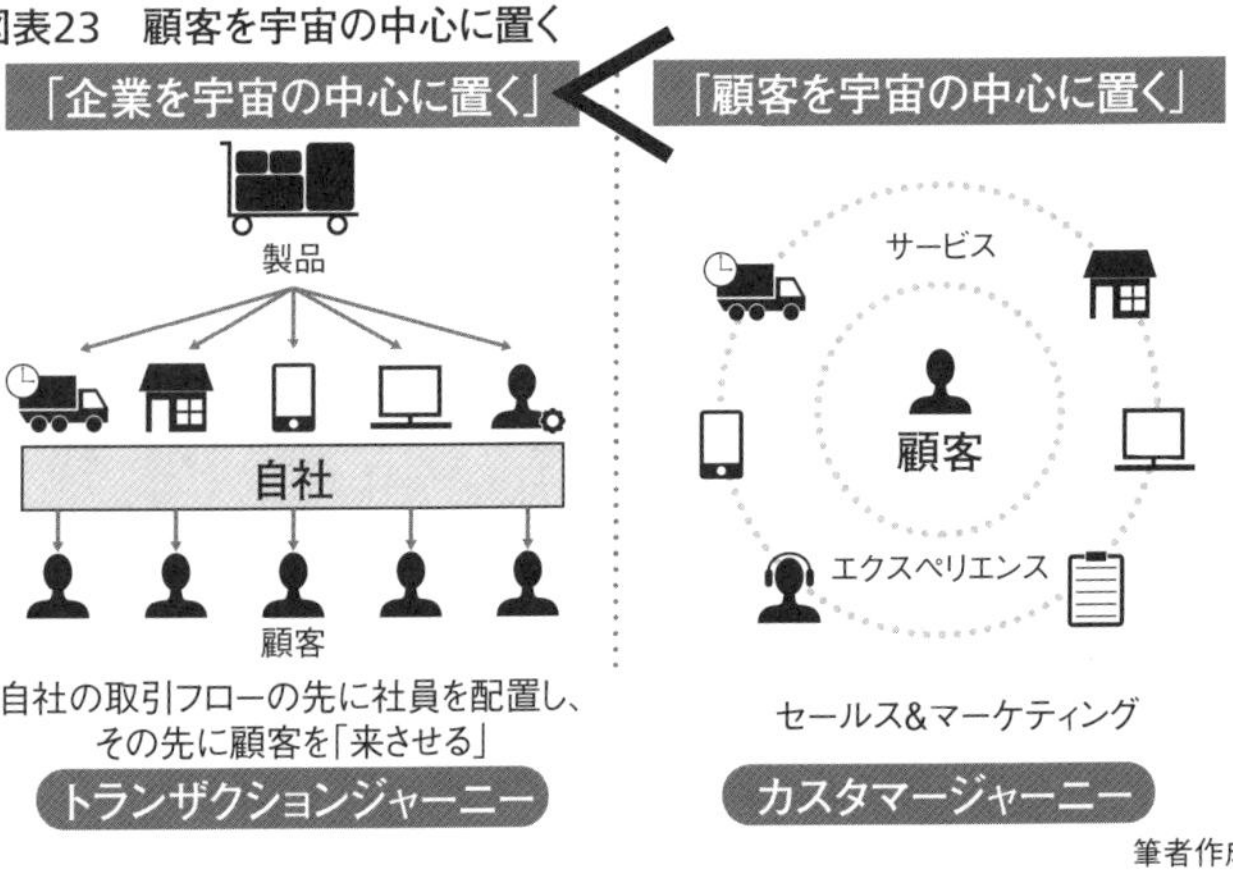

筆者作成

わせるため、患者の側が四苦八苦している。診察待ちの時間が長い、病院内をあちこち移動しないと処置が受けられないといった苦痛が、「病院ではそれが当たり前だから」と放置されているのです。

だからこそ、顧客中心主義が病院にもたらす変化は大きいといえます。医師や病院中心の医療から、患者中心、患者起点の医療へと進化しなければならない。ベゾスなら、テクノロジーによってそれを実現しようと考えるはずです。実際のところ、ヘルスケア以外の分野では、そのような変化を私たちは経験しているのです。サービスは、マスからカスタマイゼーションの時代へと進化しつつあります。これまでバラバラに管理されていた顧客データをまとめること

図表24　病院の重要な2つの基軸

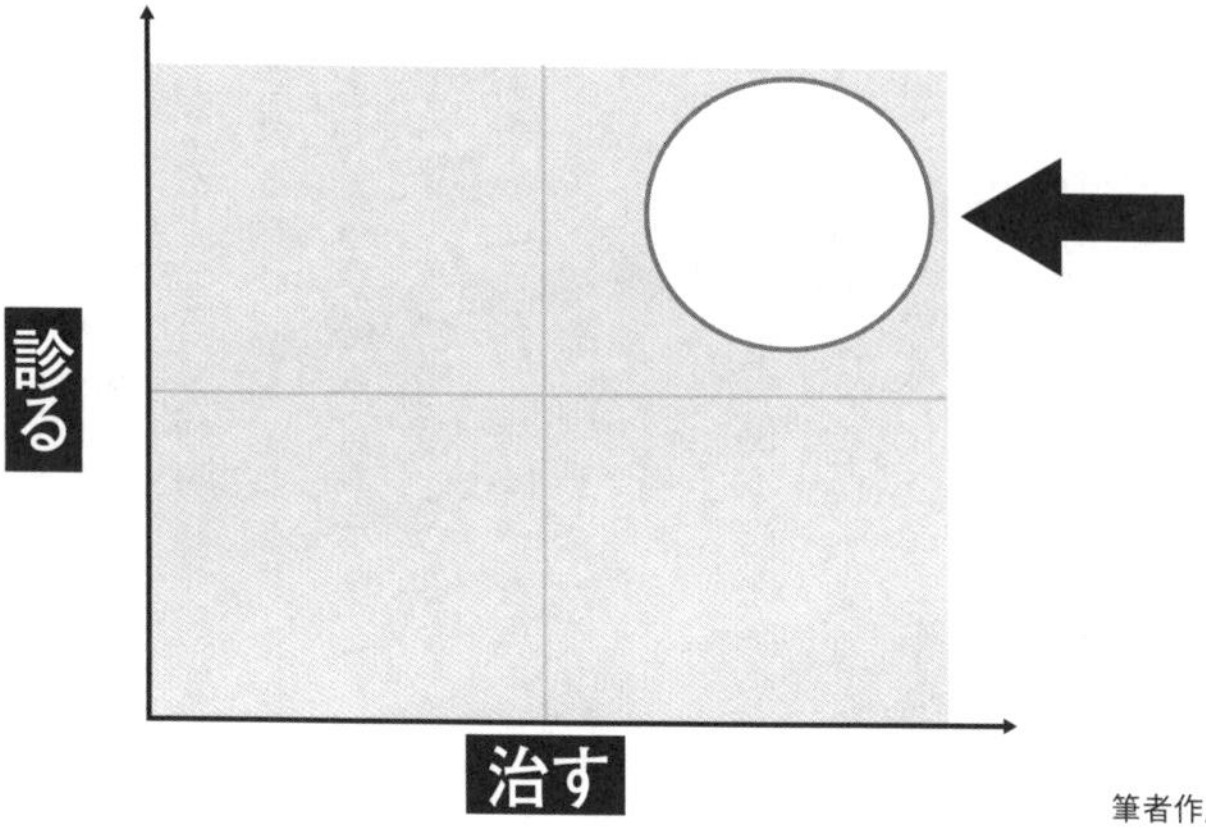

筆者作成

で、ユーザーそれぞれに合わせてサービスをカスタマイズし、利便性と安全性を高めていく。病院においても、テクノロジーは同じような目的で活用されることでしょう（図表23）。

（2）病院の本質をDXで進化させる

アマゾンが病院をDXするとき、具体的に「何を」DXするのか、という問題が出てきます。ウェアラブルデバイスを患者に装着させる、患者の医療データを吸い上げて一元管理するといったことは、アマゾン病院を実現するための、ひとつの手段に過ぎません。

ここで強調しておきたいのは、DXとは企業の「本質」を進化させるものである、ということです。小手先のデジタル化ではなく、事業そのもの、企業そのものを進化させるものでなくては、DXとはいえません。では、企業の本質とはどのようなものでしょうか。ここではシンプルに「ポジショニングマップの右上に位置するもの」と理解しておきましょう。ポジショニングマップとは縦軸、横軸の2軸で示されるフレームワークのこと。例えばコンビニならば「便利」「おいしい」という2軸によって事業の本質を示すことができるかもしれません。それでは、病院の本質をこのフレームワークに当てはめると、どうなるでしょうか。

結論からいうと、病院を表現する2軸は「診る」と「治す」（図表24）。しっかり診てほしい、しっかり治してほしい、そんな患者のニーズに応えることが、病院の本質ではないでしょうか。

「しっかり」にも、優秀な医師や看護師に、一流の医療設備が整った病院で、といったさまざまな意味合いが含まれますが、いずれにせよアマゾンは、「診る」と「治す」それぞれをDXによって進化させてくるはずです。結果的に、アマゾンによるDXは、病院とそこに関わる人々の定義を問い直し、アップデートを迫るものになるでしょう。すなわち、病院は何のために存在しているのか。病院で働く人は何のためにいるのか。アマゾン病院は、既存のヘルスケア産業に対し、病院とそこに関わる人々の定義をあらためて突きつける存在となるのです。

（3）病院におけるバリューチェーンの主なプロセスをDXで進化させる

アマゾンによるDXは病院をどう変え得るのか。ここでは、病院のバリューチェーンにそって解説していきます。バリューチェーンのすべてにDXが及ぶとしたら、こうなると私は予想します。

「モニタリング（予防）」……患者がまだ自宅にいる段階を想定しています。つまり健康で「未病」の状態から、ウェアラブルデバイス「アマゾン・ヘイロー」によるモニタリングは始まっています。これにより、患者の健康情報や医療情報を集積・解析し、異常がないかどうかモニタリングを続けていくのです。従来なら、健康診断を受けない限りわからなかった各種の情報が、自宅にいながらにして、リアルタイムで把握できるようになる。アマゾン病院がすでに完成しているならば、患者それぞれのこれまでの医療情報も、患者の許可を得た上で集積し、分析をかけていることでしょう。これが、アマゾン病院のバリューチェーンの始まりです。

「検知・通知」……アマゾン・ヘイローが異常を検知すると、まずは患者本人のスマホに

図表25　バリューチェーンの主要項目で見る病院のDX化・AI化

これまでの健康情報・医療情報に加えウェアラブルデバイスでリアルタイムにモニタリング	□検診　□病歴など医療情報 □ウェアラブルデバイスによるモニタリング	モニタリング（予防）
ウェアラブルデバイスが異常を検知すると本人や指定する医療機関にも通知	□ウェアラブルデバイスが異常を検知 □本人のスマホに通知 □一定の条件下では指定する医療機関等にもオンラインで通知	検知・通知
アプリで診察を予約するため受付不要、数分の待機時間で診察	□アプリで診察を予約 □アプリでタクシーを手配 □事前予約のため受付不要、数分の待機時間で診察	通院・受付
AI併用によってより正確で迅速な診断を可能に	□検査（AI併用）　□問診（AI併用） □顧客IDによりこれまでの情報が一元管理 □医師はAI支援システムによって診断可能 □情報の入力は音声等による自動入力	診断
AIを併用して安全性を向上させる一方、患者中心の個別対応も実施	□治療計画の作成（AI併用） □入院の場合、院内デバイスとウェアラブルデバイスで患者中心の個別対応 □入院の場合、AIにより院内感染や医療ミス等を排除	治療
支払いや各種手続きもすべてデジタル化	□支払いはアプリで完了 □領収書等もデジタル化 □健康保険、医療保険等の関係者との手続きもデジタル化	支払い
患者とのコミュニケーションや投薬管理、健康管理等もデジタル化	□健診　□病歴　□医療情報 □ウェアラブルデバイスによるモニタリング □投薬指示や投薬管理のAI化 □生活習慣改善のデジタル化 □コミュニケーションのオンライン化	モニタリング（健康管理）

筆者作成

通知が届きます。また一定の条件下では、指定する医療機関等にも通知が届く設定も可能。これにより、受診の要不要など事前に医師との相談ができるかもしれません。

「通院・受付」……診察の予約・受付もデジタル上で行われます。これまでは、予約なしで受診あるいは電話予約しても待たされるといった煩わしさがありましたが、DX後は、アプリ上で診察の予約からタクシーの手配等、まとめて行えるようになります。通院・受付の手間はこれにより最小限となり、待ち時間も「数分」まで短縮できる可能性があります。

「診断」……医師による検査や問診などにAIを併用することで、正確かつ迅速な診断が可能に。顧客IDにより、患者一人ひとりの病歴などの医療情報が一元管理されていることも、診断の助けとなるでしょう。情報の入力も、医師や看護師が手を煩わせることなく、音声などによる自動入力が基本に。それは、医師や看護師が事務作業から解放され、AIでは代替できない、人間が担うべき処置に注力できることを意味します。医師と患者との間の人間らしいコミュニケーションに、リソースを割けるようになるのです。

「治療」……治療の段階でも、治療計画の作成、投薬指示や投薬管理などで、AIが活躍します。入院後は、院内デバイスとアマゾン・ヘイローからリアルタイムで収集する医療データをもとに、患者中心の個別対応が可能に。後述しますが、ＡＩは院内感染や医療ミスなどを排除する目的においても活躍するでしょう。

「支払い」……事前にアプリに登録しておいたクレジットカードなどを使い、決済はアプリ上で完了。領収書もデジタル化されます。患者やその家族のみならず、健康保険や医療保険とのやりとりも、デジタル化の方向に向かいます。

「モニタリング（健康管理）」……退院して自宅に戻ったあとも、アマゾン・ヘイローによるモニタリングは続きます。投薬指示や投薬管理もＡＩ化。生活習慣改善などにもＡＩを併用しつつ、医師との直接のやりとりは一部オンラインで行われることに。このようにして、患者とのコミュニケーションや投薬管理、健康管理などもデジタル上で継続されます。

（4）データを集積してAIで最適化する

アマゾン病院の各所で主力級の活躍を見せるのは、医師や看護師に次いで、やはりＡＩです。当然ながら、既存のヘルスケア産業もＡＩにはおおいに期待をかけており、すでに多くのものが実用化に向けて動いています。なかでも、最も実用化が進んでいるのは、画像を使った診断です。ＡＩが画像を解析することで、乳がん、脳動脈瘤などさまざまな病変を検出するというもので、現段階ではＡＩが最も得意とする領域だといえます。

もちろん、「ＡＩが手術を行う」など、ＡＩの可能性は無限です。ただし「今、アマゾンが」ということで考えると、必然性は薄い。もしアマゾンがＡＩを用いてヘルスケアを進化させるなら、何をするのか。そう考えた時にヒントになる言葉があります。ソフトバンクグループの孫正義会長の言葉です。

孫会長は、実業界でも最もＡＩに熱心な経営者の一人です。ソフトバンクグループにおいても「ＡＩ群戦略」を標榜し、傘下の投資ファンド「ビジョン・ファンド」を通じて、多数のＡＩ企業に投資しつつ、シナジーを生み出そうとしています。そんな孫会長は、２０１９年５月の決算説明会において、ＡＩの意義とマネタイズの仕組みを次のように定義しました。ＡＩ＝推論であり、ＡＩが需要を予測し、供給を最適化する。つまりＡＩは需要と供給をマッチングしてマネタイズするものだと。孫会長は事例としてライドシェアを挙げました。米国では従来、タクシーを呼んでから到着までに15分程度かかっていました。それが、ウーバーなどの配車アプリサービスが登場すると、呼んでから3分で到着するのが当たり前に。これを可能にしたのが、ＡＩです。ビッグデータをＡＩで分析し、何分後に人がどこに集積するかを推論することで「人が集まりそうな場所にあらかじめ車を用意しておき、オーダーがきたらすぐに配車」できるようになったのです。

近年の孫会長は、コンピューティングの6段階として、計算、記憶、検索、理解、推論、創造を挙げていますが、推論はやはりその中核。そして、テクノロジーの進化はAIの推論能力を飛躍的に高めてもいます。例えば、ソフトバンクグループが協業するエヌビディア社製のGPU性能は、2016年から2020年にかけて4倍に伸びました(HPCアプリケーションの実行速度)。また推論コスト(10億枚の画像分類にかかる費用)は2017年から2019年にかけてのわずか2年で33万分の1にまで圧縮されているのです。

ソフトバンクグループのビジョン・ファンドが投資をしているAI企業の顔ぶれを見れば、AI=推論によって何が可能になるか、イメージが具体的につかみやすくなります。いくつか例を挙げてみましょう。

例えば「AI×商品棚管理」で、商品管理の最適化を行っているのが、トラックスtraxという企業です。月2・6億個という大量の商品画像を解析し、「商品棚で今何が起こっているのか」をリアルタイムで把握、品切れ防止や適正価格の算出などに生かしています。このシステムの導入によって、品切れ時間は100分の1、商品棚の確認時間は25分の1

に圧縮、商品棚の管理に人手を割かずに済むようになったことから、営業の担当店数は3・6倍に増え、さまざまなブランドの収益向上に貢献したといいます。同様に、住宅売買、高等教育、幼児教育、フィットネス、住宅ローン、デリバリーなどなど、さまざまな分野のAI企業に投資をしているビジョン・ファンドですが、そのなかにはデジタル医療も含まれています。一例は、米スタートアップのバイオフォーミス biofourmis という企業です。同社は、生体/臨床データを解析することで、心臓疾患等の予知や、最適な投薬量の推定に生かすAIデジタル医療プラットフォームを提供。2020年10月時点で41 0万人の患者データをAI解析しており、その結果、再入院率が70パーセント減少、医療費も38パーセント減少というデータもあります。アマゾン病院ができれば、バイオフォーミス社と同じことを、はるかに上回るスケールで実現させてくることでしょう。

(5) 医療事故や医療ミスをAIやDXで減らす

医療事故や医療ミスの予測、検知、防止、低減も、「今、AIにできること」の中核の1つでしょう。というのも、医療以外の分野においてAIは、事故やミスの検出で、すでに着々と成果を積み上げているからです。

例えば、自動運転車も、ＡＩやセンサーの進化なくしては実現できないものでした。各種のセンサーは、自動運転車の「目」となって自車の位置や周囲の状況を把握します。そしてＡＩは自動運転車の「脳」となり、センサーが把握した情報をもとに自ら判断をくだし、自動運転車を操作・制御します。当然ながら、運転中はありとあらゆる不測の事態が想定されます。前方が見えないほどの豪雨の日もあれば、車道の白線が消えていることも、標識が木の葉で隠れていることもある。前方走行車の急停車に急発進、道路工事に渋滞、事故、交通規制、子どもの飛び出しなど、数え上げたらきりがありません。しかしＡＩは過去の経験則から学び、次に何が起こるのかを推論することで、事故を未然に防いでくれるのです。

ＡＩは、それと同じ役割をヘルスケアにおいても果たしてくれることでしょう。加えていうなら、アマゾンはすでに自動運転そのものに多大な投資を行っています。もともと、物流拠点において無人システムやロボットによる商品管理システム「アマゾン・ロボティクス」を導入するなど、アマゾンはあらゆる仕事のＡＩ化・ロボット化を進めていました。また、物流において自動運転が実現すれば、商品配送にかかるコストは格段に削減できることから、自動運転車の導入は当然のなりゆきだと言えます。2020年には、配車サービス用自動運転EVのスタートアップ企業ズークス（Zoox）を12億ドル超で買収。その後ズークスは、ハンドルや運転席のない「ロボタクシー」を発表しました。

また無人レジコンビニ「アマゾン・ゴー」で培ったテクノロジーも、自動運転車のそれと多くの部分が重なります。アマゾンのコーポレートサイトには「コンピュータビジョン、センサーフュージョン、ディープラーニングといった技術を利用」と書かれています。すなわち「コンピュータビジョン」が店内のカメラを通じて顧客の顔などを認識し、どこで何をしているのかを観察します。「センサーフュージョン」は、顧客がどのような商品を手にとったのかを認識するのに使われます。そして「ディープラーニング」によってAIが顧客の行動を学習し、高速でPDCAを回すことでユーザーエクスペリエンスを高め続けるのです。

医療分野でのAI活用に触れた論文や著作を見ると、今のところは「AIの医療行為そのものへの活用の可否や是非」を述べているものが中心です。しかし実現までは遠く、医療行為そのものをAIが本格的に担うまでには、あと5~10年の期間が必要かと思われます。現時点でアマゾンがヘルスケアに進出するならば、医療事故・医療ミスの検知・低減、医師の判断の支援といったことに注力するものと予想されます。

その点では、アマゾンが2020年12月に発表した「アマゾン・モニトロン」がよいヒントになることでしょう。アマゾン・モニトロンは、簡単にいえば機械学習の活用で産業機械の異常な動作を検出するサービスです。モーターやギアボックス、ポンプ、ファン、ベアリング、コンプレッサーなどの産業機械にセンサーをとりつけ、AWSにデータを吸い上げることで機器をモニタリングし、何らかの異常が検知されると、担当者のモバイルアプリにアラートを送信します。ここでのポイントは、故障や異常が発生してから対応を行う「事後保全」ではなく「予知保全」だということです。機器の状態を監視し、障害が発生する以前にメンテナンスを行うことで、計画外のダウンタイム（停止時間）を削減できるのです。これと同じ技術が、医療事故・医療ミスの検知にも応用されるものと考えられます。

なお、ここでいう医療事故・医療ミスも、さまざまではあります。例えば、外科手術向けのAIシステムを開発するスタートアップ企業に、アクティブサージカル（Activ Surgical）があります。「Activ Surgical のプラットフォームと技術は、既存の外科システムとロボットを活用し、外科医には不可能な視覚化を行いガイドすることによって、外科分野を革新することが見込まれる。それにより、外科手術をより安全にし、ミスを減らし、患者の術後を改善できると考えられる」（CNET Japan、２０２０年7月20日）。これはこれで素晴らしい技術ですが、将来的にアマゾンとの親和性が高いのは、より日常的な医療事故・医療ミスの低減であるように思われます。すでに、電子カルテデータを用いて医療事故を予測する技術や、医療ミスの報告書から医療ミスの発生パターンを特定するＡＩなどの開発が進んでいますが、アマゾンが狙うのもこうした領域でしょう。『医療事故を減らす技術』（Robert M. Wachter著、２０１５年、日経ＢＰ）は、医療ミスの種類として、投薬ミス、手術エラー、診断ミス、人的要因とマン・マシンインターフェースのエラー、移動および引き継ぎエラー、チームワークとコミュニケーションエラー、医療関連感染症、医療のその他の合併症、外来環境における患者の安全性、の9つを挙げています。このとき、頻繁に起こるのはヒューマンエラーです。『医療現場のヒューマンエラー対策ブック』（河野龍太郎著、２０１８年、ＪＭＡＭ）は、ヒューマンエラー対策の事例として「やめる（なくす）」「できないようにする」「わかりやすくする」「やりやすくする」「知覚させる」「認知・予測させる」「安全を優先させる」「能力を持たせる」「自分で気づかせる」「検出する」「備える」などを紹介していますが、これらをＡＩが担う未来も期待できます。

（6）病院におけるUXやUIを改善する

ユーザーエクスペリエンス（UX）／ユーザーインターフェイス（UI）の進化もまた、DXの本質です。前述の通り、アマゾンはこれまで、ユーザーエクスペリエンスを先鋭化させてきた企業です。サービスをより継ぎ目なくなめらかに、具体的には、より「〇〇していると感じさせない」という方向性が見て取れます。「アマゾン・ゴー」にしても「買い物していると感じさせない」「支払いをしていると感じさせない」ほど自然な買い物が実現されています。では、病院におけるUX／UIの進化とは、どのようなものでしょうか。

私が考えるポイントは、以下の8点です。

・Speed（即時性）：もっと早く
・Simple（利便性）：もっと便利に
・Secret（秘匿性）：もっとプライバシーを重視して
・Safety（安心感）：もっと安全・安心に

・Self service（自己操作性）：もっと自分でやった方が便利なことは自分でやり
・Connect（つなげる）：もっとつながり
・Customize（カスタマイズ）：もっと自分に合わせてくれたものになり
・Engage（深める）：もっと親しくなる

以上を踏まえて、病院内のＵＸ／ＵＩがどのように進化するのか、イメージしてみましょう。

ロビー・受付……アプリ、スマホが連動し、自宅からの予約が可能に。待ち時間なしで診察が受けられるようになります。あるいは、待ち時間がどれぐらいか、自分が何番目に呼ばれるか、わかるようになります。会計も処方箋もスマホ上で完了できるなら、調剤薬局の予約も同時にできるはずです。ＡＩの活躍で、医師や看護師の手による事務的なミスは排除され、人はより、人がやるべきことにフォーカスできるようになります。受付の担当者は、他業種の販売店舗と同じくコンシェルジュ的に進化し、患者の要望に応えたサービスに注力します。無論、患者対応は「接客」レベルの、よりフレンドリーなものになるでしょう。

一般外来・外来診察室、リハビリテーションルーム……ここでは、患者一人ひとりにカスタマイズしたメニューをＡＩが策定します。患者やスタッフのモチベーションを高める工夫も、ＡＩが担ってくれるでしょう。ウェアラブルデバイス等で収集したデータとともに、患者の医療データが一元管理され、医師はそれらを利用してより適確な診断を下します。情報の入力もＡＩが代替してくれるため、医師やスタッフはより人がやるべきケアに注力できます。

病棟……院内や病室内のデバイス、ウェアラブルデバイスで患者の医療情報、健康情報を一元管理します。異常は即座に医局や担当スタッフに通知。ＡＩで院内感染や医療ミスも排除されるほか、投薬管理もＡＩで実施。こうして、患者中心のカスタマージャーニーが完成します。

ナースステーション……看護師の業務の一部をＡＩが代替することで、看護師はより親密に、よりフレンドリーに。より人がやるべきことに注力した結果、病室はホテルの一室や自宅のような快適で、安全・安心な空間へと進化することでしょう。そのとき、ナースステーションはむしろ、サービスステーションというべきものになるかもしれません。病院といえばこれまで、何をするにも遅く、不便で、人間らしい温かみの感じられるものではありませんでした。それが「当たり前」の病院の姿だったのです。しかし、アマゾンが本気で病院のUX／UIを改善しようと思えば、ここまでのことは容易に実現してくれるに違いありません。

（7）病院やヘルスケアの新たなプラットフォームとエコシステムを構築する

「顧客を宇宙の中心に置く」ことで、カスタマーエクスペリエンスを先鋭化してきたアマゾン。ヘルスケアにおいて同じことを実践するために、欠かすことができないツールが、アマゾン・ヘイローです。ただし、ここで強力なのは、アマゾン・ヘイローというデバイス以上に、ヘイローが起点となって構築するヘルスケアの新たなプラットフォームとエコシステムです。

従来、あらゆる産業における競争は商品やサービスの領域が舞台であり、それらが安価で良質であることが、競争力の源泉でした。しかし、今や競争の舞台は「プラットフォーム」「エコシステム」へと移行しています。スマホはその代表的な事例です。アップルは、デバイス（iＰｈｏｎｅ）をつくるだけに終わらず、ＯＳ、アプリ、サービスといったエコシステム全体で勝負をしかけ、携帯電話市場をiＰｈｏｎｅによって完全に上書きして

図表26　アマゾンおよびAWSにおけるヘルスケアのエコシステム全体構造

薬局 EC小売	アマゾン・ ケア	アマゾン・ ヘイロー	各種保険 健康保険	その他
アプリケーション・システム・サービス				
AWS AIおよびIoTプラットフォーム				
ハード・製品・デバイス・センサー （「アマゾン・ヘイロー」およびアレクサ）				
AWS　クラウドコンピューティング （アマゾン・ヘルスレイク）				

筆者作成

しまいました。同じことを、アマゾンはヘルスケア産業で、アマゾン・ヘイローを武器に行おうとしています。アマゾンによる新たなヘルスケアのエコシステムをレイヤー構造として示したのが、**図表26**です。

ヘルスケアのエコシステムを最下層で支えるのは、クラウドコンピューティングのＡＷＳです。アマゾン・ヘルスレイクは、ＡＷＳの機能の一つ。医療データ、ヘルスケアデータの蓄積、加工、分析をＡＷＳ上で行い医療関係者向けに提供します。その一つ上の層には、ハードの階層があります。アマゾン・ヘイローは、ここに位置します。加速度計、温度センサー、心拍数モニターなどから、ユーザーのデータを集め、健康状態を常時モニタリングします。音声認識

ＡＩアシスタントの「アレクサ」にも、ヘルスケア関連のスキルが登場し、この階層を充実させています。その上にさらに、ＡＷＳのＡＩおよびＩｏＴプラットフォームの階層、アプリケーション・システム・サービスの階層が重なります。ＥＣとリアルで展開する薬局「アマゾン・ファーマシー」、従業員向けの診療サービス「アマゾン・ケア」、そしてアマゾン・ヘイローが提供する各種の機能は、このエコシステムの最上階に位置します。

いずれ実現するかもしれないアマゾン病院も、こうしたエコシステムの一部。患者一人ひとりも、アマゾン・ヘイローを装着することで、エコシステムの一部となるのです。アマゾン・ヘイローが把握する患者個人の医療データ・健康データが、ヘルスケアのカスタマイゼーションの起点に。それがあってはじめて、ベゾスなら目指すであろう顧客中心のヘルスケアが実現するのです。

第5章

中国のメガテック、アリババが進める中小病院のDX化

中国のヘルスケア産業に関する国家戦略

テクノロジー企業によるヘルスケア領域への躍進は、中国にも当てはまります。本章では中国メガテック企業BATH（バイドゥ、アリババ、テンセント、ファーウェイ）の一角アリババを取り上げて、中国の次世代ヘルスケア産業を概観していきます。

中国は製造強国、自動車強国、AI強国などへの国家政策を進め、テクノロジー覇権をめぐる戦いではまさに米国と拮抗するに至っています。金融分野では、中国はすでに世界最先端のフィンテック（金融とテクノロジーの融合）大国と言ってもよいでしょう。デジタル人民元の導入に向けても、法律の整備や実証実験が進められています。

新型コロナウイルスの感染拡大に際しては、中国政府が隔離政策を徹底した一方で、アリババ、テンセント、中国平安保険をはじめ多くのテクノロジー企業がAI、スマホアプリ、ドローンやロボットなどによって診断や臨床、感染予防、リスク管理、患者ケアを支援するなど、テクノロジーの社会実装を積極的に推進しました。中国でも、コロナ禍を契機に「テクノロジー×ヘルスケア」は一層人々に身近なものとなり、次世代ヘルスケア産業がより顕在化した格好です。

しかし実際には、中国ヘルスケア産業のディスラプション（破壊・刷新）は、すでにコロナ禍以前から起こっていました。その背景として、主に2つの要因を挙げることができます。一つは、五カ年計画などに基づくヘルスケア産業政策や健康増進政策といった中国の国家戦略です。そしてもう一つは、「ビッグデータ×AI」を武器にヘルスケア領域の垂直統合を進める中国のデジタル・プラットフォーマー、およびプラットフォームを土台にして形成されるエコシステムの存在です。

まず、中国の国家戦略について押さえておきましょう。ヘルスケア産業に関する政策として、まず特に注目すべき3つを取り上げます。

中国政府は、2012年6月の『医療情報技術の構築・強化に関するガイダンス』でEヘルス産業の構築へ舵を切りました。同文書では、医療・健康サービスの質向上、医療費の削減、全国民への基本的な医療・健康サービスの提供といった医療改革を実現するにあたって、医療・健康に関する情報化・デジタル化の重要性が明快に打ち出されました。

2016年10月には、中国政府と中国共産党が『「健康中国2030」規画綱要』を発行。「健康中国2030」とは「国民の健康をより良くするために、健康増進を国家政策の策定と実施の全過程に統合し、健康に配慮したライフスタイル、生態環境、経済社会の発展モデルの形成を加速し、健康と経済社会の健全で協調的な発展を実現する」というものです。2030年までに達成すべき一人当たりの平均寿命、乳児死亡率、妊産婦死亡率、体力判定、健康リテラシー、医療費などの数値目標が設定されました。これを受けて2019年には、具体的なアクションプラン『健康中国行動（2019―2030年）』も設定されています。スポーツから医療、医薬品や医療機器、介護、健康管理など幅広い産業を強化するという指針も提示され、そこで重点産業の一つとして位置付けられたのがビッグデータ関連産業でした。

そして、2018年4月、中国政府は「『インターネットプラス医療・健康』の発展・促進に関する意見」を発表しました。そもそも、2015年の全人代（全国人民代表大会）で提唱された政策コンセプト「インターネットプラス」とは、インターネットをあらゆる産業と融合させて新業態や新ビジネスの創出、産業のスマート化を図るというものです。そのヘルスケア産業版の「インターネットプラス医療・健康」では、医療・公衆衛生サービスや医薬品供給のデジタル化、AIの応用などの推進方針が提示され、インターネット病院の設立容認、在宅リモート医療の奨励、またテクノロジー企業と医療・衛生機関との連携などが謳われました。

これら3つの政策が基盤となってデジタル経済の発展を促すのが中国の大戦略です。

「第13次五カ年計画（２０１６〜２０２０年）」では、イノベーション駆動型の経済成長を目指す大原則が掲げられました。「次世代人工知能発展計画」（２０１７年７月）には、２０３０年までにＡＩを生産・生活・国防などへ幅広く浸透させて世界最先端のＡＩ強国を目指すことが謳われました。

中国共産党の第19回全国代表大会の報告書（２０１７年10月）には、「デジタル中国」の建設が盛り込まれました。「製造強国づくりを加速させ、先進的製造業の発展を加速させ、インターネット、ビッグデータ、人工知能（ＡＩ）と実体経済との高度な融合を促し、ミドル・ハイエンドの消費、イノベーションによる牽引、グリーン・低炭素、シェアリングエコノミー、現代サプライチェーン、人的資本サービスなどの分野において新たな成長ポイントを育成し、新たな原動力を形成する」（新華社、２０１７年10月28日）。

２０２１年３月には、全人代で「第14次五カ年計画」（２０２１〜２０２５年）と「２０３５年までの長期目標要綱」が採択されました。同五カ年計画のイノベーション分野では、デジタル関連産業の対ＧＤＰ比について、２０２０年実績７・８パーセントに対して、２０２５年までに10パーセントにするという目標が掲げられています。そして、大戦略「一帯一路」では公衆衛生の概念が強化され、遠隔医療などを含む新しい医療インフラの構築が進められています。中国のワクチン外交とともに、「健康のシルクロード」という言葉も注目を浴びてきています。

中国では、こうしたデジタル経済への流れを背景に、「インターネット×ヘルスケア」「テクノロジー×ヘルスケア」によってヘルスケア産業の刷新が明確なものとなっていきました。

中国のデジタル・プラットフォーマーとエコシステム

次に、中国ヘルスケア産業のディスラプションのもう一つの要因、デジタル・プラットフォーマーとエコシステムについて見ていきましょう。

第2章で述べたように、プラットフォーム&エコシステムは、既存ヘルスケア企業vsテクノロジー企業の戦いにおいて勝敗を決める条件、つまり〝ゲームのルール〟の一つです。やはり先に述べましたが、プラットフォームという概念自体は特に目新しいものではありません。しかし、そこにデジタルテクノロジーが介在することで、従来のヘルスケア産業における取引が刷新されます。

デジタル・プラットフォーマーは「ビッグデータ×AI」を武器にヘルスケアに関連す

る商品・サービスを垂直統合し、病医院や医師、患者、薬局、製薬会社、保険会社などヘルスケア産業のプレーヤーと相互依存的でシナジーが発揮されるような協調関係、エコシステムを築きます。ここでのキーワードが「垂直統合」と「ビッグデータ×AI」です。

垂直統合とは、ある事業で強力な事業基盤やユーザー数を持つテクノロジー企業（デジタル・プラットフォーマー）が別レイヤーの事業を統合して、複数レイヤーの事業領域にわたって商品・サービスを提供していくという動きです。例えば、アリババは、スマホアプリ「アリペイ」の決済機能を入り口としながら、小売り・EC（電子商取引）をはじめメディアやエンターテイメント、デリバリー、物流、小口融資や資金運用などあらゆる生活関連サービスのレイヤーにまでそのサービス範囲を拡大しています。

「ビッグデータ×AI」とは、プラットフォーム内の顧客から膨大なデータを収集しAIで解析することによって、カスタマーエクスペリエンスの向上に利活用していくことです。ヘルスケアのプラットフォームの中では、例えば患者やユーザーが「スマホで病院での診療を予約する」「糖尿病分野で有名な医師へオンライン相談で指導を仰ぐ」「病院の外来へ行く前に、自宅にいながら医師にリモートで初診をしてもらう」「スマホでAIによるセルフ診断をする」「スマホで処方薬を購入して、自宅へのデリバリーを手配する」「スマホの決済アプリで診療代金を支払ったり、保険金を請求したりする」といったことが可能となります。そこでは、テクノロジー企業（デジタル・プラットフォーマー）の統括のもと病医院、医師など医療従事者、患者・ユーザー、医療機器メーカー、保険会社、製薬会社、薬局、デリバリー事業者、その他サービサーによるエコシステムが構築されている必要があります。そしてテクノロジー企業は、患者の電子健康記録、診療データ、CT画像データ、投薬データ、保険データ、決済データなどを集積し、それをAIで解析することで、医療データベースの作成・統合やその臨床・診断などへの利活用が可能になります。テクノロジー企業は、さらに、この「ビッグデータ×AI」によってヘルスケアに関連する、または周辺の商品・サービスへ事業を展開し、小売り・EC、クラウド、物流・デリバリー、保険や決済などのレイヤーを垂直統合して、プラットフォームを強化・拡充、新たなプレーヤーを取り込みながらエコシステムも拡大することができるわけです。

従来、中国の多くの人は体調が悪くなると、病状の深刻度にかかわらず、都市部の総合病院に行って診察を受けていました。少し体調が悪いくらいでも総合病院に行くのですから、その総合病院の外来は混雑して、その日のうちに医師の診察を受けられない患者も出てきます。技術レベルの高い医師も、そうした総合病院での勤務に集中する傾向があります。よって、街の診療所の医師や医療機器は遊休資源となってしまいます。非効率な医療制度は医療費上昇の遠因ともなり、医療改革を進めてきたにもかかわらず国家財政を圧迫します。このようにして、総合病院を中心に形成されてきたヘルスケア産業は、必然的に産業全体が硬直的になっていました。

こうした中国ヘルスケア産業のプレーヤーが築いていた関係性を破壊、刷新してきたのが、中国の代表的なデジタル・プラットフォーマーであるアリババや中国平安保険です。先に見たように、中国政府も、医療費削減を含む医療改革やヘルスケア産業の改革のために、戦略的にテクノロジーを活用する政策を推し進めています。中国の国家戦略とデジタル・プラットフォーマーによる社会実装が同期しながら中国ヘルスケア産業のディスラプションが起こり、次世代ヘルスケア産業が成長してきていました。そして、その過程で発生したコロナ禍への対応を通して、「テクノロジー×ヘルスケア」が一気に表出したのです。

アリババは「中国の社会インフラ企業」

それでは本章の後半では、中国を代表するデジタル・プラットフォーマー、アリババ

(Alibaba Group Holding Limited) のヘルスケア戦略について見ていきます。

まず、アリババの概要をつかんでおきましょう。アリババは、1999年に前CEOのジャック・マー (Jack Ma) 氏によってEコマースの会社として創業、設立されました。2021年度（2020年4月1日〜2021年3月31日）の業績は売上高1095億ドル、営業利益137億ドル。株式はニューヨーク市場と香港市場に上場しています。時価総額は4500億ドル（2021年10月14日時点）を超え、世界トップ20の一角を占めています。本社は杭州市、2021年3月末時点で25万1462名の従業員規模となっています。

アリババは、2036年までに達成すべきビジョンとして、「20億人の顧客獲得」「1億人の雇用創出」「中小企業1000万社が利益を出す」を掲げています。そして、ジャック・マーは、これらビジョンの先には「社会問題をインフラ構築で解決する」という大義があると述べてきました。ひと言で説明するなら、アリババは「中国の社会インフラ企業」なのです。

実際、アリババ、そしてアリババと熾烈な競争を繰り広げるテンセントという中国の二大デジタル・プラットフォーマーのサービスなくしては、中国の人々の生活は成立しないとまで言われています。まさに「プラットフォーマーのインフラ化」（『チャイナ・イノベーション2　中国のデジタル強国戦略』李智慧著、2021年、日経BP）というわけです。

現在、アリババの中核をなすEコマース事業では、B2B（Business to Business、企業と企業の間の取引）の「アリババドットコム」、C2C（Customer to Customer、消費者と消費者の間の取引）の「タオバオ」、B2C（Business to Customer、企業と消費者の間の取引）の「Tモール（天猫）」、その国際版「Tモールグローバル（天猫国際）」など複数のECサイトが運営されています。アリババの中国国内ECにおける年間アクティブ顧客数は7億2600万人にも上り、6兆589億元（約119兆円）もの流通取引総額（GMV）をほこっています。

アリババの売上高はアマゾンのおよそ4分の1程度ですが、GMVではアマゾンを上回っていると考えられます（アマゾンのGMVは、データを公表していないことから売上高の値から推計）。アリババは、世界のEC・小売り業界をアマゾンと二分するほどの勢いです。アリババの売上高に占めるEC・小売り関連事業（図表29の「コアコマース」の部分）の割合は87パーセントに達し（図表27）、このコアコマース事業は4つの事業部門のうち唯一営業損益が黒字の部門となっています（図表28）。

もっとも、アリババの事業はけっしてEC・小売りだけにとどまりません。アリババは、「ビッグデータ×AI」を武器に垂直統合を進めてきたデジタル・プラットフォーマーで

図表27　アリババの売上高内訳

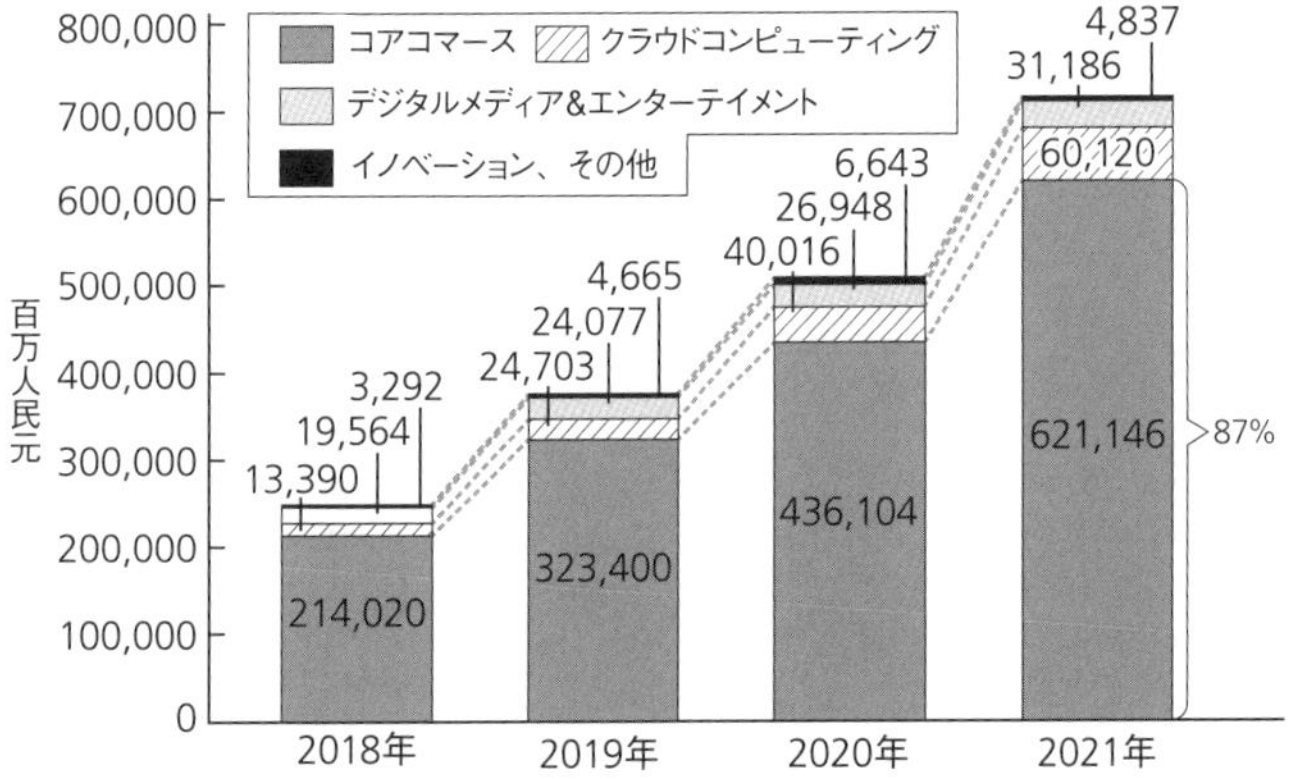

開示データをもとに筆者作成

す。

図表29はアリババ・グループの事業構造を示したものです。

アリババ事業すべてのテクノロジー基盤となるクラウドコンピューティング「アリババクラウド」、決済や信用スコアなど金融サービスのインフラを提供する「アントグループ」、そしてビッグデータをもとにマーケティング及びデータマネジメント・プラットフォームとして機能する「アリママ」がグループ事業の土台を形成しています。「中国国内はどこでも24時間以内、世界中どこでも72時間以内に配達できる」物流ネットワーク構築を目指しスマート物流を統括する「ツァイニャオ」は、オンラインデリバリー・プラットフォーム「Ele. me」、口コミ

図表28　アリババの2021年セグメント別売上高・営業利益

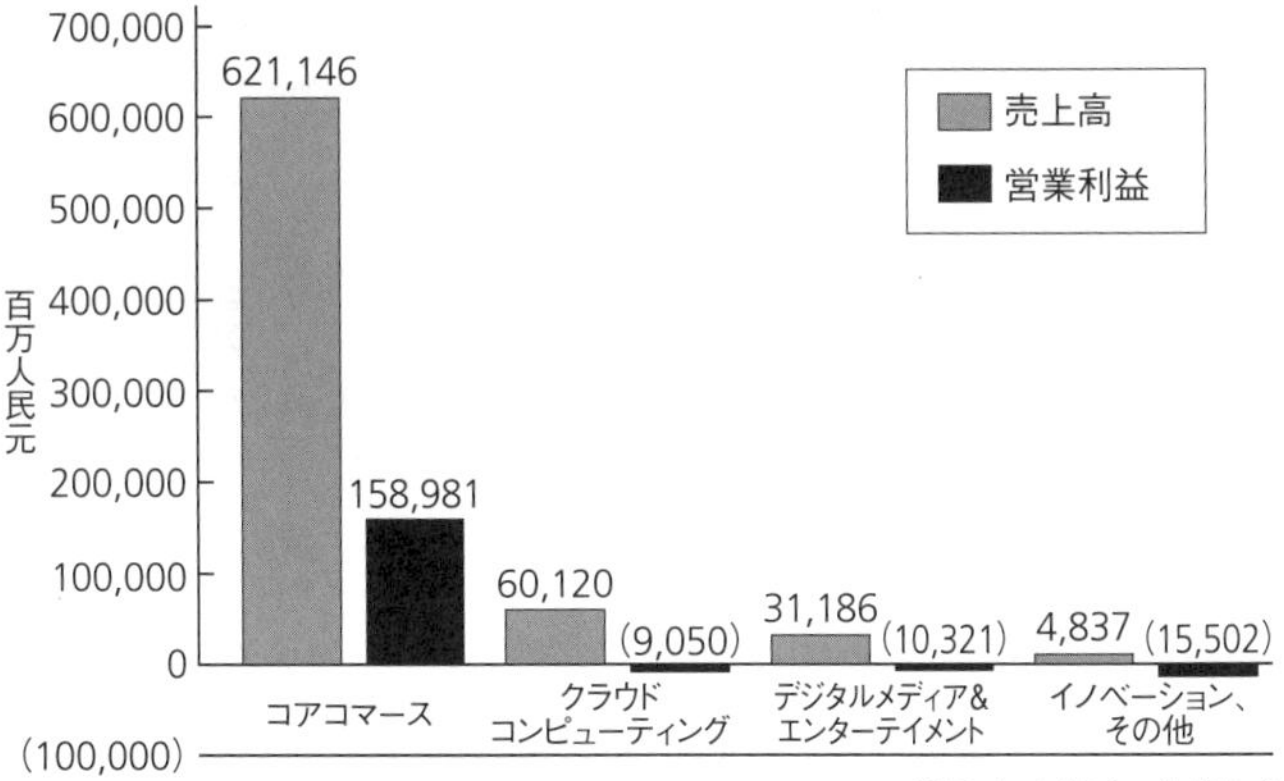

開示データをもとに筆者作成

で新小売りを支援する「コウベイ」、旅行サービス・プラットフォーム「フリギー」という消費者向けサービス事業、およびアリババのEC・小売り関連事業「コアコマース」を支えています。こうして、オンラインとオフラインを融合させた新小売り（OMO、Online Merges with Offline）の事業モデルが成立しています。

　コアコマースには、先に述べた各種ECサイト、OMOスーパーマーケット「盒馬鮮生（フレシッポ）」、昔ながらのパパママショップ店舗をデジタルトランスフォーメーションによってOMO店舗に変革させるプラットフォーム「アリババLST」が含まれています。後で述べるアリババのヘルスケア戦略の中核「アリヘルスAliHealth」も、コアコマースに位置付けられています。

さらに、「YOUKU」などのデジタルメディア&エンターテイメント事業、マップ「高徳地図」、リモートオフィス・ツール「DingTalk」などのイノベーション事業も展開。アリババは、こうしたグループ事業全体によって、まさにアリババ経済圏を構築しているのです。

クラウド基盤とデータ・テクノロジー、金融サービス・インフラ、ロジスティクス（物流）やサプライチェーン、そしてもちろん強力な顧客基盤を備え、アリババ経済圏自体が顧客向けにパッケージ化された「ビジネス・オペレーティング・システム」として機能することになります（**図表30**）。

そして、アリババ経済圏への入り口であり、顧客接点としてあらゆる顧客やユーザーをそこに誘い込むという重要な役割を担うのが、「アントグループ」が提供する決済アプリ「アリペイ」です。世界で13億人ものユーザーを抱えるアリペイは、QRコード決済やエスクロー（取引の安全性を保障する仲介）、割り勘など支払い関連サービスを提供するとともに、アリババの各種ECサイトはもちろん、小口融資、投資・資金運用、保険といった金融サービスや信用スコアなどのアリババのサービスのほか、ライドシェア、レストランや

図表29　アリババ・グループの事業構造

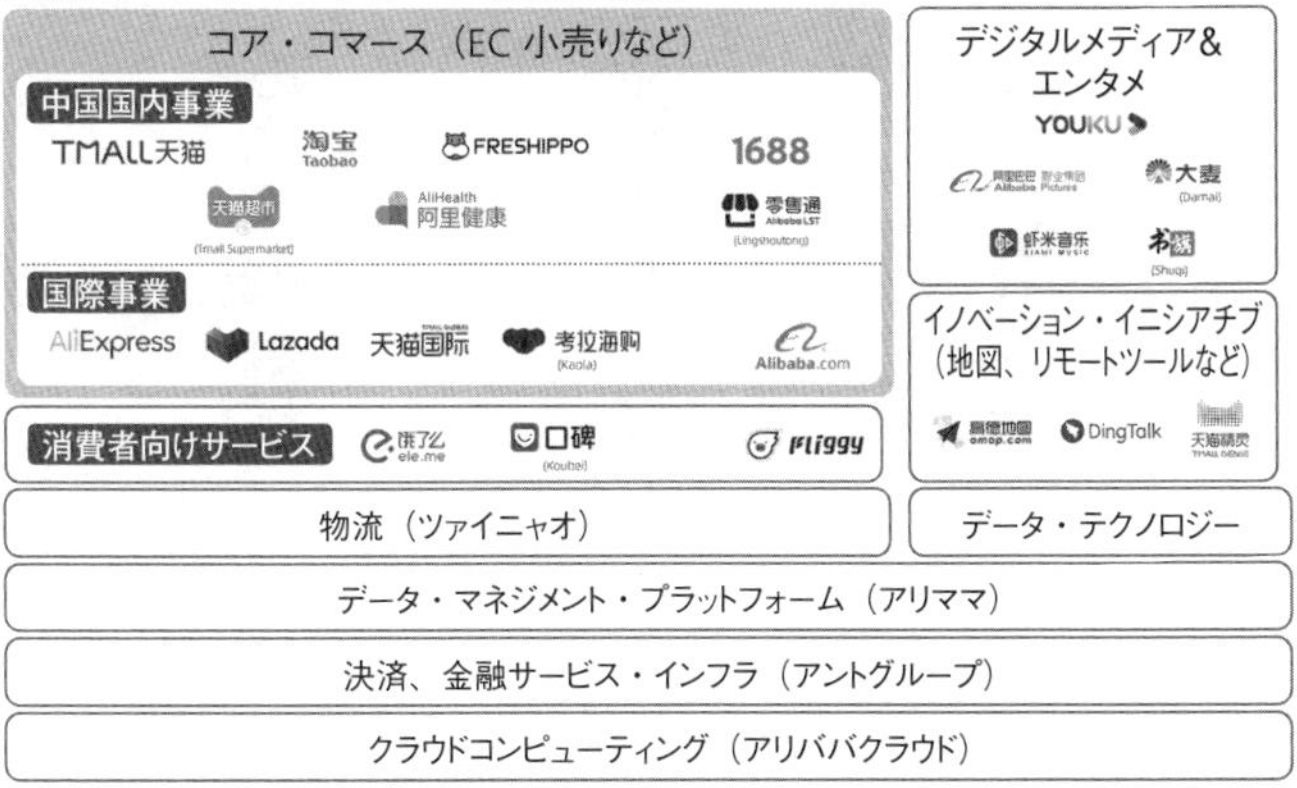

アリババ『Fiscal Year 2020 Annual Report』をもとに筆者作成

図表30　アリババの「ビジネス・オペレーティング・システム」

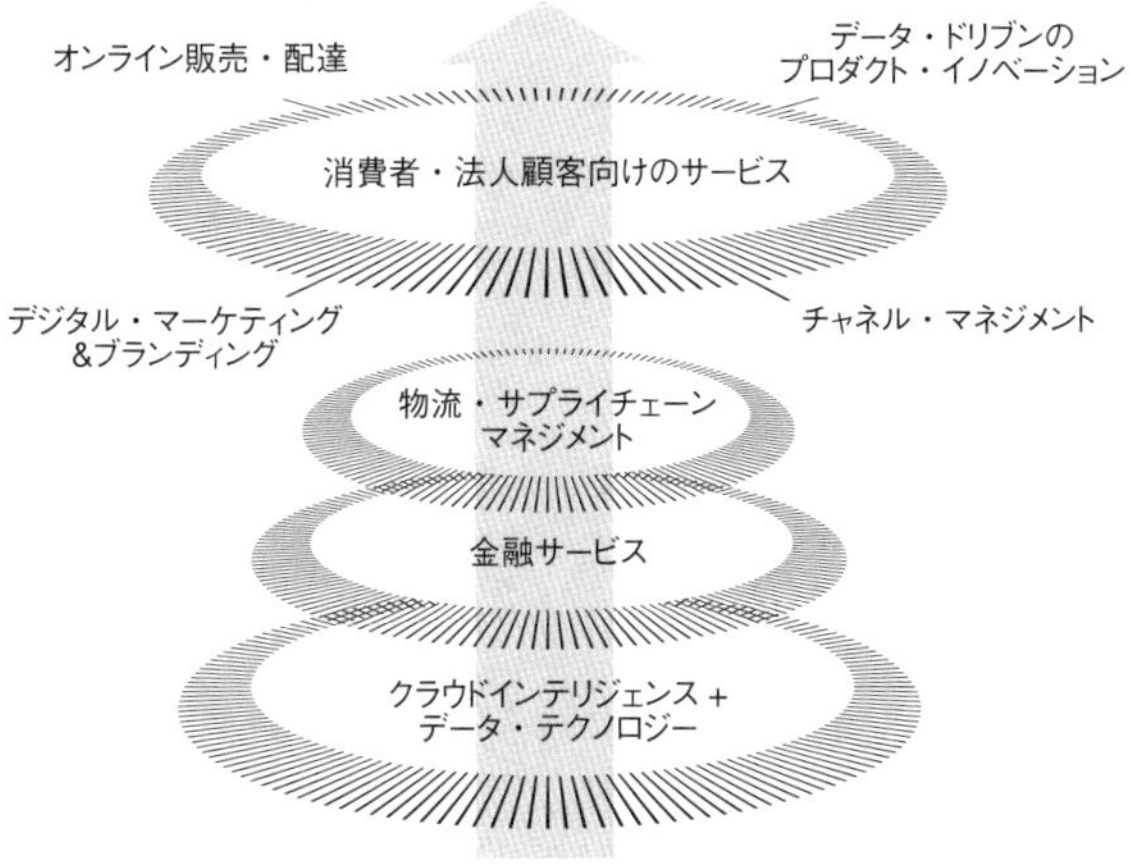

アリババ『Fiscal Year 2020 Annual Report』をもとに筆者作成

図表31　アリババのビジネスモデルと金融ビジネスとの関係

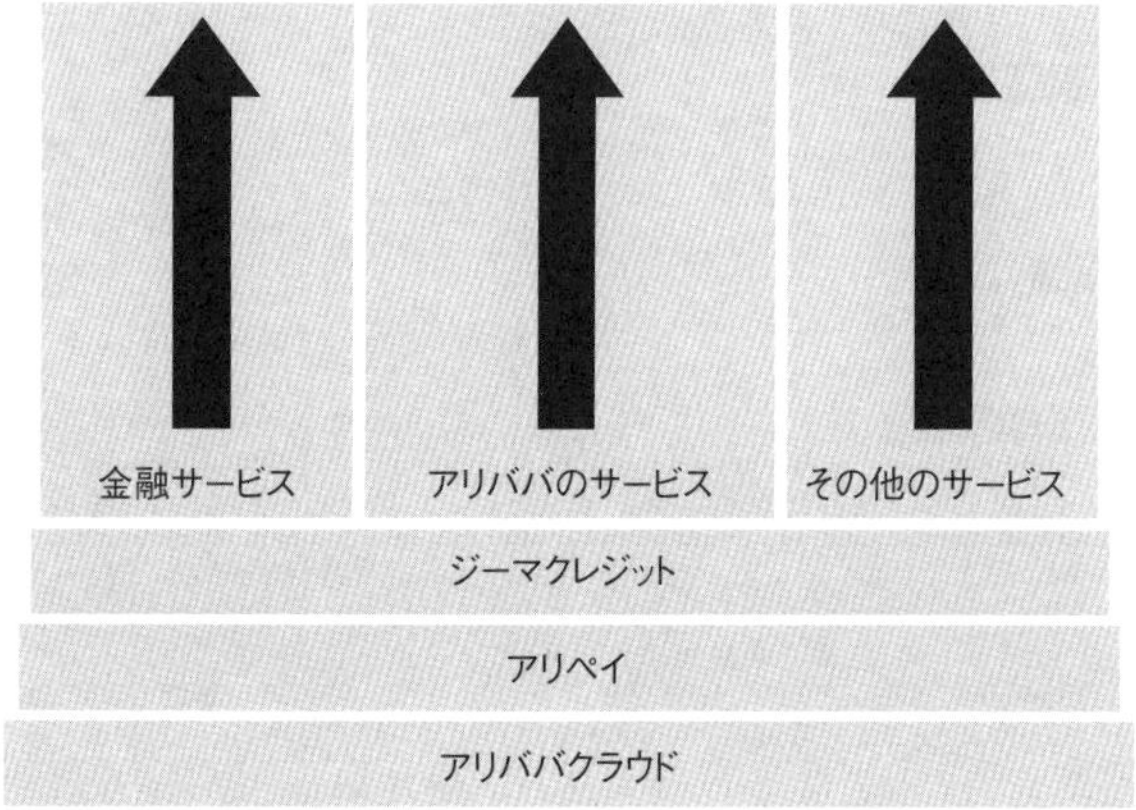

筆者作成

フライト・ホテルの予約、映画チケットの購入、デリバリーやテイクアウト等々、サードパーティが提供する多様なサービスへもつながっています。つまり、アリペイは、決済を入り口としながら、アリババやサードパーティの生活サービス全般、アリババ経済圏への強力なポータル（起点）となるスーパーアプリとして機能しているのです。

そうした仕組みをアリババのビジネスモデルと金融ビジネスの関係として表したのが、**図表31**です。先にも述べた通り、アリババのすべての事業のテクノロジー基盤となっているのがアリババクラウドです。その一階層上にアリペイが位置します。ここでのアリペイは、決済という一つのアプリケーションというよりも、アリババ経済圏への強力なポータルとなるスーパーアプリとして機能する金融プラットフォームの役割を担っています。アリペイの一階層上にはジーマクレジットが位置します。アリババ経済圏の中で起こるユーザーの商流・金流・物流をもとにはじき出されるジーマクレジットの信用スコアは、アリババ内外のさまざまなサービスに利用されます。さらにその上の階層では、決済、資金運用、小口融資や消費者金融などのアントグループによる金融サービス、アリババのサービス、サードパーティによるその他のサービスといった生活全般にかかわるサービスが提供されるのです。

ジャック・マーは、かねてから「2020年までにアリババの流通取引総額を1兆ドルにまで伸ばし、米国、中国、欧州、日本に次ぐ世界第5位の経済プラットフォームを構築する」と述べてきました。実際、2020年度のGMVは1兆ドルを超えました。アリババ経済圏が繁栄するなら、そこに加わるサードパーティも増えてくるでしょう。そうすると、アリババのプラットフォームは強化・拡充され、エコシステムも拡大、同時にユーザーも増加、顧客基盤が強固になりビッグデータもますます集積されていきます。さらには、ユーザーの金融ニーズや生活ニーズに合った商品・サービスが生み出され、アリババ経済圏はより繁栄するという好循環が起こるのです。

ミッションを改訂したアリヘルス（阿里健康／AliHealth）

繰り返しですが、次世代ヘルスケア産業の４つの〝ゲームのルール〟のうちの一つが、プラットフォーム＆エコシステムです。アリババは、まさに、自らが構築してきたプラットフォーム＆エコシステムの強みを最大限に生かしながら次世代ヘルスケア産業へ参入しています。以下では、アリババの代表的なヘルスケア事業であるアリヘルスとアリババクラウドのメディカルブレインの２つについて個別に考察します。

アリババのヘルスケア戦略の中核を担っているのが、香港市場へ上場しているアリヘルス（Alibaba Health Information Technology Limited）です。

ジャック・マーは、かねてより「中国のＩＴ企業御三家『ＢＡＴ（バイドゥ、アリババ、テンセント）』クラスの企業が誕生する可能性がある分野は医療・ヘルスケアだ」（36Kr Japan、２０１９年11月18日）と明言していたと言います。実際アリババは、ジャック・マーが創設したファンド「Yunfeng Capital」とともに、多くのＥヘルス関連企業・プロジェクトに出資したり、経営に参画したりしています。そのうちの一つが、２０１４年に出資したインターネット関連サービスなどを提供する香港市場の上場会社「CITIC 21CN（中信21世紀）」

でした。アリババは「CITIC 21CN（中信21世紀）」へ出資後その社名をアリヘルスへ変更し、アリヘルスをヘルスケア戦略の中核会社としてデジタル・プラットフォームに組み入れました。

アリヘルスの２０２１年度（２０２０年4月1日～２０２１年3月31日）の業績を見ると、コロナ禍がよい影響を及ぼし、売上高１５５１８百万元（約２６００億円、前年比62パーセント増）、営業利益４４０百万元（約75億円、前年比９１９パーセント増）となりました（**図表32**）。また、同年度の純利益は３４３百万元（約58億円）で、２０２０年度の16百万元の赤字、２０１９年度の92百万元の赤字から黒字へ転換しています。

アリヘルスは２０２０年にミッションを改訂しました。それまでの「make good health achievable at the fingertips（指先でより良い健康を実現します）」から、「私たちは家庭における健康管理者をコア顧客と位置付けて、『よい薬、よい医者、よい保障』原則をもとに、最も信頼性が高く、手頃な価格のヘルスケアサービス・プラットフォームを構築します」へ。新しいミッションでは、自らの使命感がより具体的になり、打ち出す戦略もより明確になっています。

また、「ビッグデータを通じて医療を促進し、インターネットを利用して公正かつ手頃

図表32　アリヘルスの収支状況

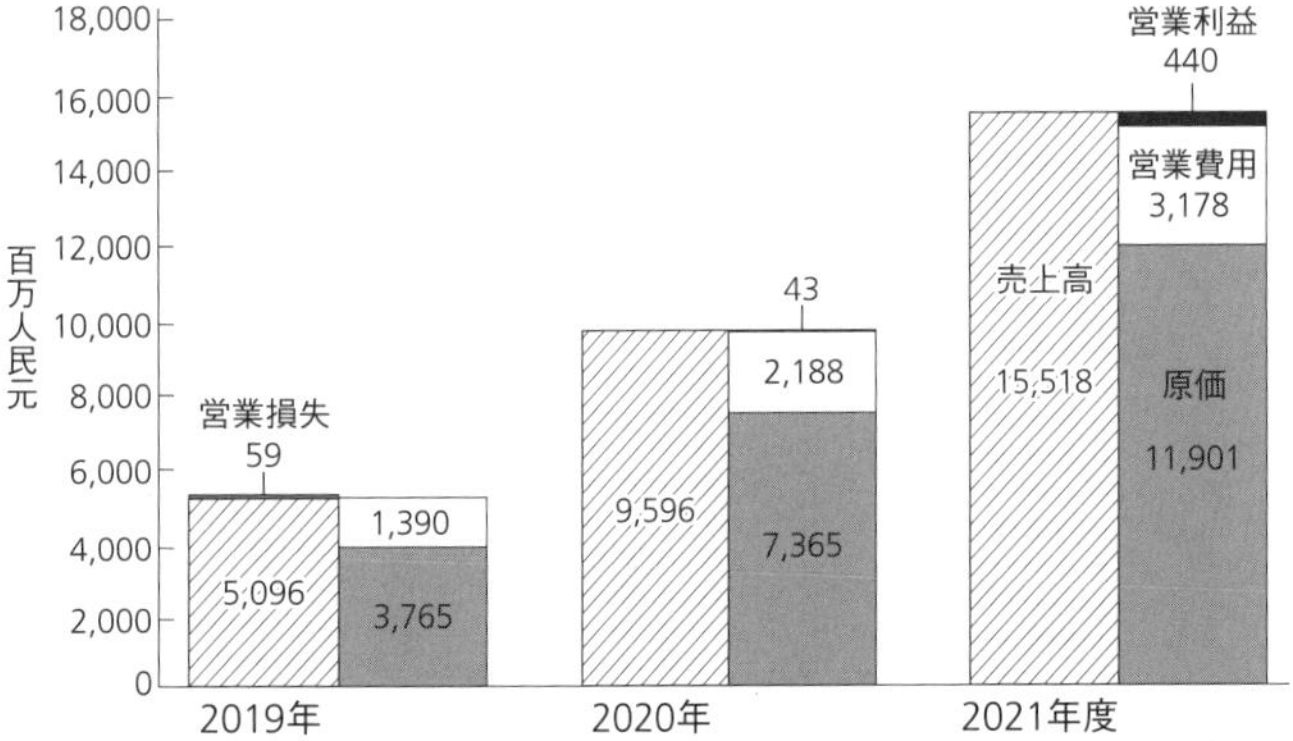

開示データをもとに筆者作成

でアクセス可能な医療及びヘルスケアサービスを10億人に提供します」というビジョンも掲げられています。『2021年アニュアルレポート』では、そのビジョンの概念がより明確になりました。

「私たちは、『インターネット＋ヘルスケア』の未来は医薬品のEコマースやオンライン診察にとどまらないと考えています。むしろ、健康な中国の発展を促進するという重要な責任を与えられた私たちは、〝インターネット＋予防＋治療＋保障〟という新しい時代へとビジョンを広げています。デジタル化の取り組みは、病院内でのサービスにとどまらず、〝インターネット＋院内＋院外〟というより広い範囲をカバーするものでなければなりません。〝インターネ

ット＋院内＋院外〟でのデジタル化を通して、患者のヘルスケアの全プロセスをシームレスなものへ移行します」（筆者訳）

広がるアリヘルスのヘルスケアサービス・プラットフォーム

アリヘルスのサービス内容を見ていきましょう。ミッションにも書かれている通り、アリヘルスはヘルスケアサービス・プラットフォームを運営しています。アリヘルスの事業目的は、総合病院志向の医療慣行を改革して「かかりつけ医」を強化すること、そしてビジョンにもある「インターネット＋院内＋院外」というヘルスケアＯＭＯの市場ベースでの仕組みを構築することです。ヘルスケアサービス・プラットフォームはそのために構築されています。

アリヘルスのヘルスケアサービス・プラットフォームでは、第一に、市販薬（大衆薬）や処方薬、医療器具、衛生用品、健康関連用品など医薬品の直接販売およびマーケットプレイスにかかわるサービスが提供されます。もともとＢ２Ｃの「Ｔモール（天猫）」をはじめ各種ＥＣサイトでされていた医薬品販売がアリヘルスに統合されました。このサービスには、位置情報を利用した最寄りの薬局の紹介、処方薬の販売というオンライン薬局の機能や薬剤師による遠隔アドバイス、アリババのオンラインデリバリー・プラットフォーム「Ele. me」を活用した医薬品のデリバリーなども含まれています。もちろん、アリババのプラットフォーム＆エコシステムに属するサードパーティも、アリヘルスのマーケットプレイスで医薬品販売やOMOサービスの提供を行うことができます。これら医薬品の直接販売およびマーケットプレイスからの売上高は、アリヘルスの全売上高の98パーセントを占めています（**図表33**）。

第二に、アリヘルスのヘルスケアサービス・プラットフォームではインターネット病院にかかわるサービスが提供されます。基本的な医療情報の提供、病状などに合わせた病院や専門医の紹介、病院での診療や検査の予約、医師による遠隔初診、検査レポートや医療アドバイス、さらにはAIによるセルフ診断機能などです。病院を訪れる前にAIセルフ診断や医師による遠隔での初診をして、その診断結果に応じた病医院や医師を紹介してもらえるなら、総合病院への患者の過度な集中は緩和されることでしょう。結果として、かかりつけ医の役割が増して、非効率な医療制度の見直しや医療費削減にもつながります。また、医師が処方箋を発行して、右記のオンライン薬局と連携した処方薬の販売・デリバリーも可能となっています。この取り組みを通じてアリババが目指すのは、「中小病院の

図表33　アリヘルスの売上高内訳

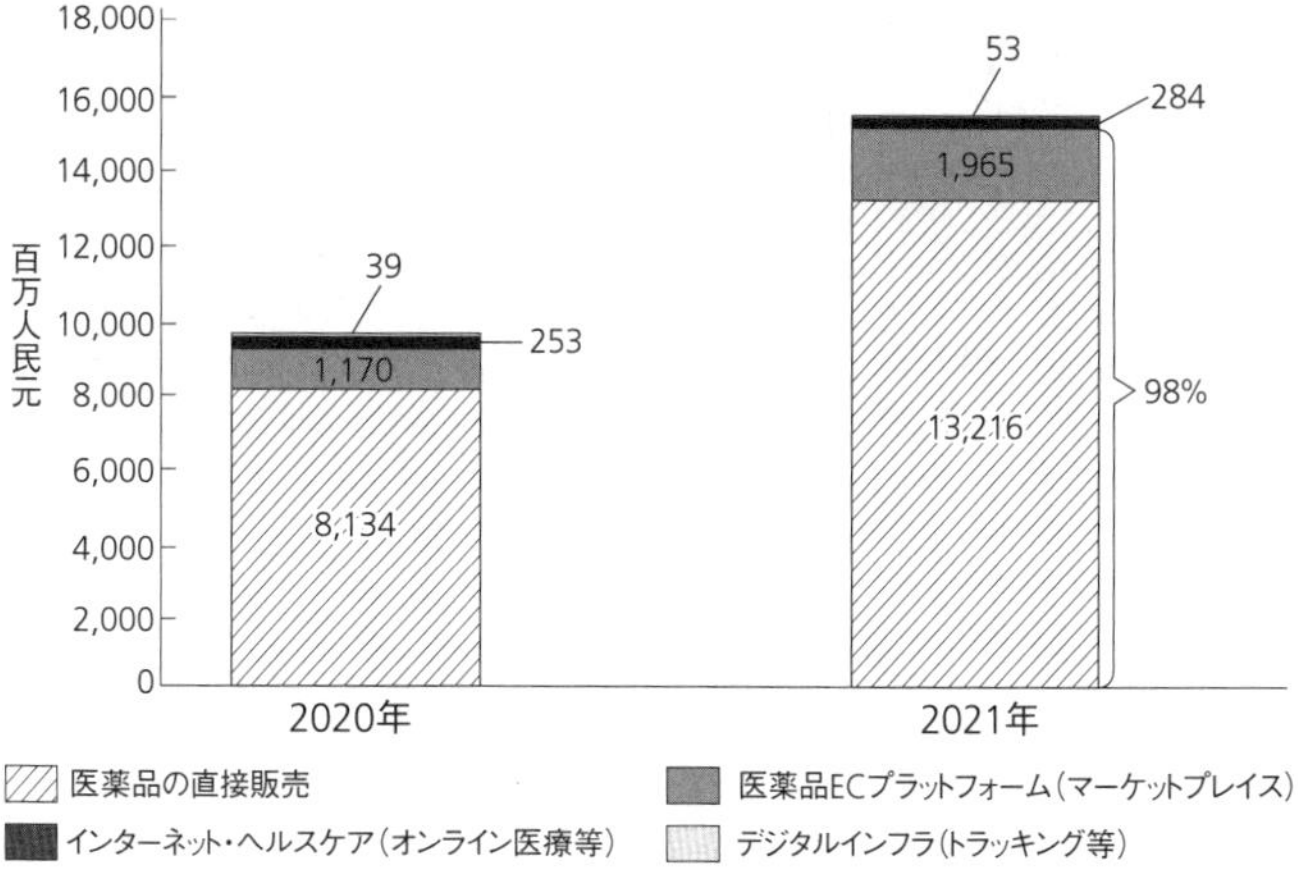

開示データをもとに筆者作成

デジタル化」です。アリババはアマゾンとは違い、「パパママショップ」と呼ばれる零細小売店舗を駆逐するのではなく、そのDXを支援することで共存してきました。中小病院をアリババのヘルスケアサービス・プラットフォームへ取り込み、そのデジタル化を推進する。つまり、アリババは、必ずしも中小病院を含む既存のヘルスケア産業を破壊するディスラプターではなく、共に成長していくイネーブラーとして振る舞おうとしているのです。

第三に、アリヘルスのヘルスケアサービス・プラットフォームでは、ユーザーのヘルスケア情報の記録・管理がされます。例えば、スマホとウェアラブルデバイス、医療器具や健康管理器具をブルートゥース接続して、血糖値、血圧、体脂肪率、心拍数、体温、あるいは運動量などの記録・管理がされるといったものです。異常の早期警告、かかりつけ医や看護師といった医療チームによる健康管理コンサルテーションなどスマート・ケアも可能となります。これらユーザー個人のヘルスケア情報は、次に述べるアリババクラウド「メディカルブレイン」に医療ビッグデータとしても集積され、アリババのヘルスケア戦略や大学病院などとの協業による医療システムや医療インフラの開発、医療データベースの統合などにも活用されることになります。

さらに、アリヘルスが近年になって力を注いでいるのが健康診断事業です。2019年に健康診断事業で中国大手の「愛康国賓健康管理集団（iKang Healthcare Group）」を買収するなど、かねてより健康診断事業への進出を進めてきたアリババグループですが、アリヘルスはそれをより洗練した形で具現化しています。オンラインからの健康診断予約はもちろん、アリヘルスが所有するユーザーの医療情報を医師と共有し、より精度の高い診断を実現するシステムを構築しています。アリヘルスが健康診断事業にフォーカスするのは、それが医療・ヘルスケア領域におけるバリューチェーンの中核をなす事業だということを熟知しているからでしょう。健康診断は消費者と事業者の双方にとって非常に重要なタッチポイントです。まずはそこをしっかりと押さえることで、ヘルスケア分野の覇権を握る。そんな思惑が見えてきます。

そして、以上のサービスへの入り口となるのが、2020年9月にサービスが開始されたアプリ「Dr Deer」です。Dr Deerは、ワクチン接種の予約機能やワクチン接種によって被った損害を補償する保険なども備えています。広告・宣伝なしで半年間で100万人以上の月間アクティブユーザーを獲得したとし、今後Dr Deerは、アリヘルスへのユーザー・ロイヤリティを高める重要な役割を担っていくことになります。

アリババのヘルスケア戦略について考察する上で重要なことは、**図表29**が示す通り、アリヘルスはアリババの事業構造の中でコアコマースに位置付けられ、クラウドコンピューティングのアリババクラウドや金融インフラのアントグループを基盤にしているということです。例えば、アリヘルスのサービスを利用して、病院で検査や診察を受けるとします。その時、アントグループ傘下の信用スコア会社「ジーマクレジット」が設定する信用スコアに応じて、アントグループ傘下の消費者金融サービス「花唄」やオンライン銀行「マイバンク」による少額融資を受ける。そして、やはりアントグループのアリペイでキャッシュレス決済をする。このようなことが、「アリヘルス×アントグループ」で、アリペイまたはDr Deerのスマホアプリを入り口にして可能になるのです。

つまり、アリババのヘルスケア戦略は、アリヘルスが中核となりながらも、アリババのプラットフォーム&エコシステム全体でヘルスケアOMOを推進して、次世代ヘルスケア産業での競争に臨んでいるということです。医療サービス、健康サービス、保険サービスなどのあらゆるヘルスケアサービスを巨大な「生活サービス全般」のなかに組み込んでいく。まさに、中国の社会インフラ企業であるアリババは、市場の活力を動員することで患者・ユーザーに対する「ソーシャルホスピタル」の概念を具現化しているのです。

アリババの強みを最大限に生かしたメディカルブレイン

アリババクラウドは、アマゾン「AWS（アマゾン・ウェブ・サービス）」と同等レベルのインフラを持ち、データストレージやサーバ、コンピューティング、データベース、データセキュリティ、自然言語処理などAI機能、分析や開発のツールなどさまざまなアプリケーションやソリューションを提供しています。

アリババの2021年度決算では、クラウドコンピューティング事業からの売上高は6

0120百万元で全売上高の8パーセントを占めるに過ぎませんが、前年比で50パーセント増を記録しています。全売上高の伸び率は前年比40・7パーセント増、またコアコマース事業の売上高の伸び率は同42パーセント増、デジタルメディア&エンターテイメント事業の売上高の伸び率は同15・7パーセント増であるのに対して、クラウドコンピューティング事業からの売上高の伸び率が目立っています。コロナ禍も背景にその高い成長性が見て取れます。

図表29の通り、アリババクラウドはアリババのすべての事業のテクノロジー基盤として機能しています。特に、アリババクラウドのAIプラットフォームやAIソリューションは、スマートシティや交通、製造、環境など産業ごとのサービス・パッケージとして用意されています。もちろん、アリヘルスのヘルスケアサービス・プラットフォームのテクノロジー基盤となっているのも、アリババクラウドです。

「メディカルブレイン」は、アリババに集積されたビッグデータを用いたヘルスケア産業向けのAIプラットフォームです。主な機能を3つ紹介します（**図表34**）。

第一に、メディカルブレインは、異なる形式で存在するさまざまな医療関連データを統合します。ヘルスケア産業に存在する医療データには、実に多くの種類があります。診療

図表34　アリババクラウドのメディカルブレイン

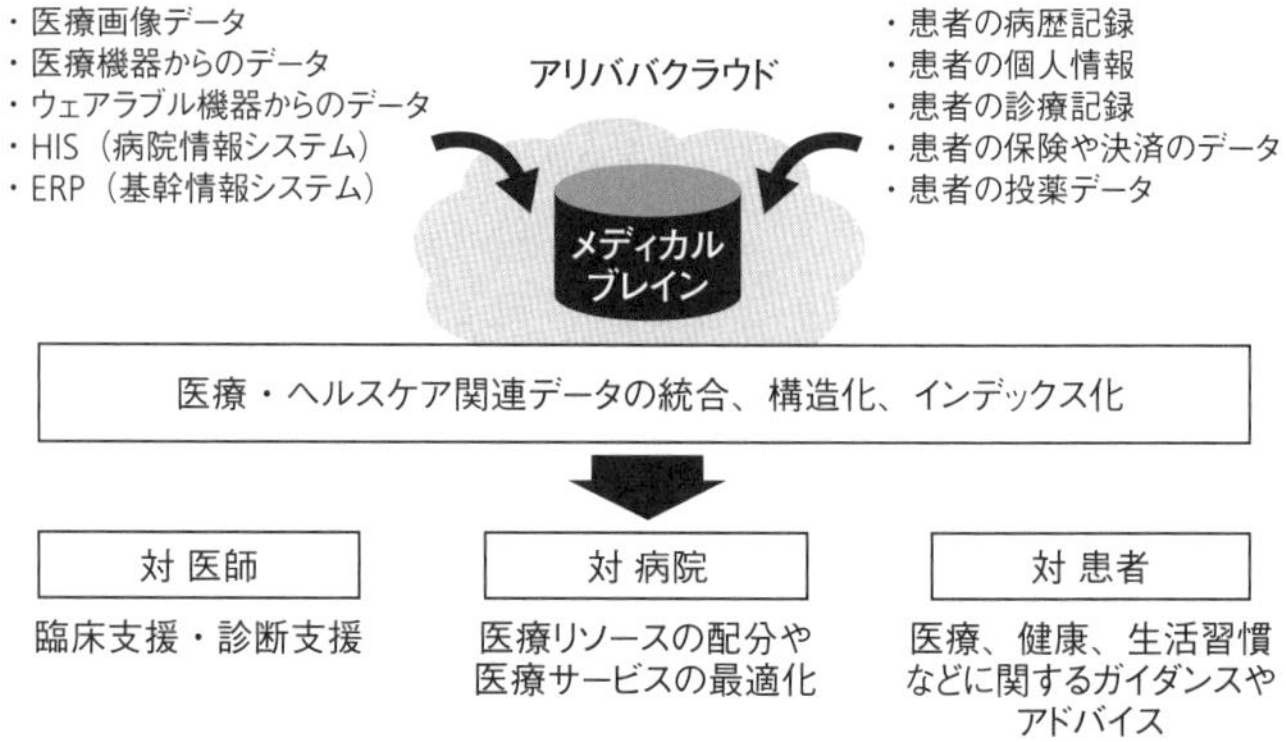

コーポレートサイトをもとに筆者作成

データ、医療機器に保存されたデータ、検査データ、レントゲンやCTスキャンの画像データ、病歴データ、患者の個人データ、保険データ、投薬データ、決済データ、あるいは医師と患者の会話データもあるでしょう。通常、これらのデータは異なる形式やシステムで記録され、保存・管理されています。メディカルブレインでは、そうしたデータを統合してインデックス化・構造化がされることになります。次に述べるように、統合されたデータは、病院経営の観点から医療リソースの配分や医療サービスの最適化を支援したり、医師の診断を支援したり、あるいは患者に対しては健康に関するガイダンスやアドバイスに利活用されたりします。

第二に、メディカルブレインは、病院の運

営・管理に関するオペレーション分析を行います。中国の医療機関や地域の医療業務に関する700の中核指標と政府規制当局が設定するコア指標を分析、運営・管理の中での異常発見やその警告、レコメンデーションなどを行います。また、AIで患者の活動や医療ニーズを分析・予測する機能も提供し、病院が医療リソースを最適化することで患者が長時間待つことなく医療サービスへアクセスできるように支援もします。

そして第三に、メディカルブレインは、医師に対して、医療画像解析、音声認識、臨床診断支援、異常検出などAIテクノロジーへのアクセスを提供し、診断を支援します。例えば、レントゲンデータやCTスキャンデータ、診断データなどをメディカルブレインに学習させることで、医師は肺炎の症状をより正確に診断することが可能になります。アリババクラウドのコンピューティング、データストレージやデータベースも利用しながら、遺伝子データ分析プラットフォームを通して糖尿病など疾病の予測や治療モデルの提示も行ったりします。また、患者自身によるAIセルフ診断にも利活用できるはずです。

メディカルブレインは、アリババ経済圏で集積されるビッグデータとアリババクラウドのAIプラットフォームやAIソリューションが病院や医師、製薬メーカー、保険会社などのヘルスケア産業向けにパッケージ化されたもの。まさに、デジタル・プラットフォーマーとしてのアリババの強みが最大限に生かされたソリューションなのです。

本章では、中国における次世代ヘルスケア産業の出現について、その背景にある要因と中国を代表するデジタル・プラットフォーマーであるアリババのヘルスケア戦略について見てきました。アリババは「ビッグデータ×AI」を武器にヘルスケア産業の垂直統合を進め、プラットフォーム&エコシステムを強化・拡充してきています。特に、その戦略の特徴として、消費者と事業者の間のタッチポイントとなる健康診断事業の強化を通してヘルスケア分野の覇権を握ろうとしていること、もともとの強みであったEC・小売りのDXやOMOをヘルスケア分野、さらには産業全体へ適用しようとしていること、「中国の社会インフラ企業」として中小病院のデジタル化を推進し、「かかりつけ医」の役割が増すような効率的な医療制度の構築を具体的に進めていることを挙げることができます。まさに、アリババのグループ戦略や強みを最大限に生かしているのです。アリババは2017年11月に中国政府が発表した政策『次世代人工知能の開放・革新プラットフォーム』でも「AI×スマートシティ」の国策事業を委託され、「中国の社会インフラ企業」として中国のAI強国化に貢献する世界最先端テクノロジー企業の一つに成長しています。

その一方で、中国共産党が成立100周年を迎える中、繰り広げられる米中新冷戦や米中テクノロジー覇権争いの行方は依然不透明です。アップル、アマゾン、グーグル、マイクロソフトなど米国テクノロジー企業もプラットフォーム&エコシステムで次世代ヘルスケア産業の覇権を狙っています。また、アントグループの上場延期（2020年11月）や中国政府による独占禁止法違反でのアリババの処罰（2021年4月、182億元の罰金）が同社の今後の事業展開やプラットフォーム&エコシステムの強化・拡充に影を落とす可能性は否定できません。そのような政治・経済・産業の状況も見極めながら、アリババのヘルスケア戦略の展開を注視していく必要があるでしょう。

第6章

米国最大の薬局チェーン、CVSヘルスのメガテック対抗策

デジタルトランスフォーメーション（DX）の出遅れが指摘されている日本の薬局業界。その一方、第4章で見たように、米国では次世代ヘルスケア産業に参入したアマゾンが薬局業界の刷新を目論み、既存の大手ドラッグストアチェーンとの競争が激化しつつあります。既存の業界最大手で、薬局のみならず、医療サービスや保険サービスなども手がけるCVSヘルスは、その強固な事業基盤を足がかりにデジタル化を武器にさらに事業を拡大。対するアマゾンは新規事業「アマゾン・ファーマシー」でオンライン薬局事業を本格スタートしたのみならず、複雑化した医薬品サプライチェーンの仕組みそのものをターゲットに業界構造の刷新を狙っています。本章では、CVSヘルスを取り上げて、薬局業界に参入してきた革新者に対抗するためにいかに自らを変革しているのかについて概観し、その熾烈な攻防から日本の薬局業界は何を学ぶべきなのか、示唆したいと思います。

米国最大のドラッグストアチェーン、CVSヘルスの多面性

CVSヘルスは米国最大のドラッグストアチェーン。米国に行ったことがある人なら、必ずと言っていいほど街角で見かけたことのあるお店ではないかと思います。その一方で、同社の経営内容や事業内容は日本ではあまり知られていないのではないかと思います。そ

図表35　CVSヘルス店舗

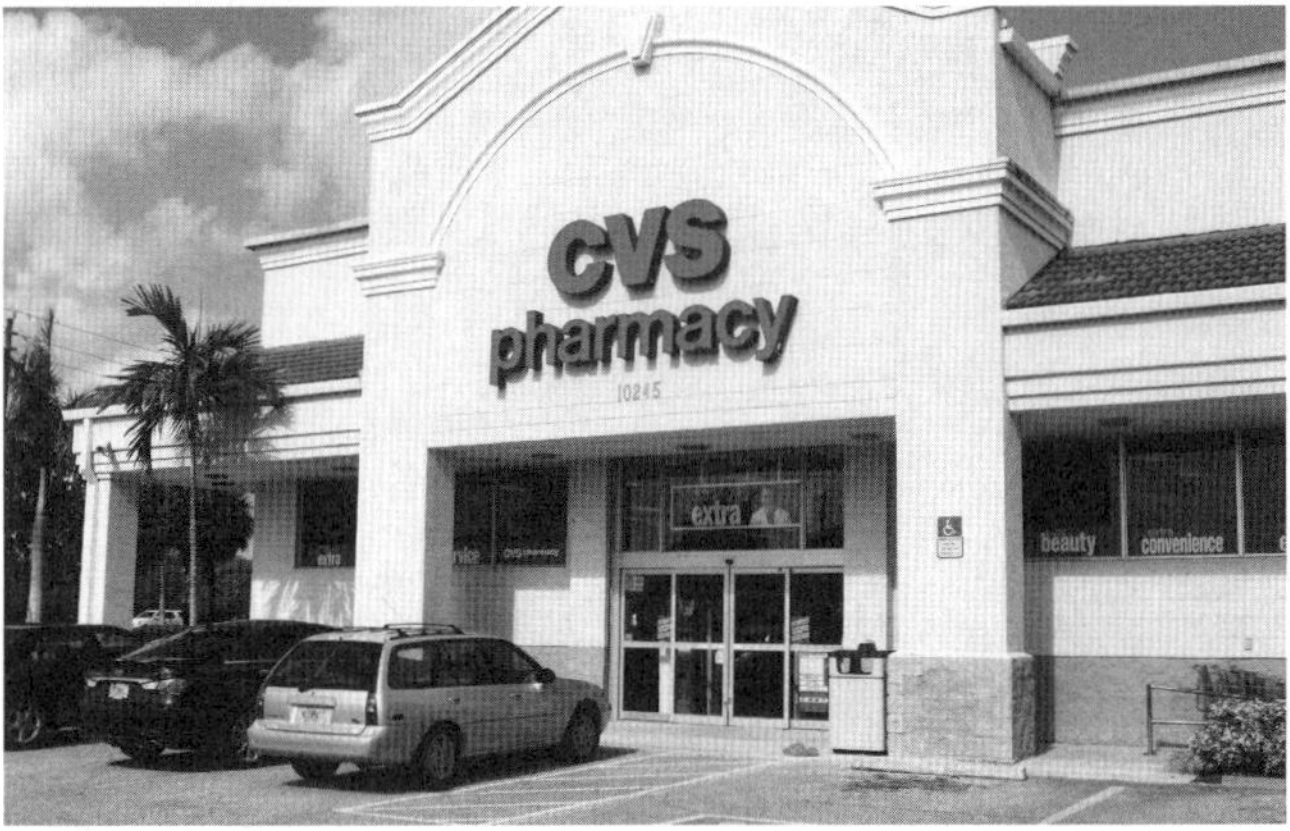

デジタルシフトタイムズにおける筆者記事から引用

こでまず、CVSヘルスとはどのような企業なのかを紹介しましょう。

　CVSヘルスの最大の特徴は、その巨大なリアル店舗網にあると言うことができます。『2020年度アニュアルレポート』によると、全米各地に約9900軒のドラッグストアを構えるほか（図表35）、地域に密着した簡易医療施設（ウォークイン・クリニック）である「ミニットクリニックMinuteClinic」を約1100拠点、薬局機能と基礎疾患のモニタリングをはじめとしたヘルスケア機能とを併せ持つ「ヘルスハブ」を約650拠点展開しています。米国人口の85パーセントが、CVSヘルスのいずれかのリアル拠点から10マイル（約16キロメートル）以内に居住していると言うのですから、いかにそのネットワークが緊密に張りめぐらされているかがわかると思います。

同時にCVSヘルスは、米国最大手のPBM（ファーマシー・ベネフィット・マネジメント）企業でもあります。PBMとは、米国の医薬品サプライチェーンにおいて、製薬会社、調剤薬局、保険会社、患者の間に立って薬価の調整を担う仲介業者のこと。その膨大な処方箋取扱量によるバイイング・パワーを生かして、製薬会社との価格交渉において医薬品価格を引き下げる「橋渡し役」と捉えるとわかりやすいでしょう。特に、PBMは「フォーミュラリー」と呼ばれる医薬品推奨リストを作成します。製薬会社が製造した医薬品が「フォーミュラリー」に載ることで、その医薬品には保険の適用がされることに。そうすると、その医薬品の売上はよくなるでしょう。つまり、PBMの処方箋取扱量が多ければ多いほど、製薬会社はPBMとの価格交渉に応じざるを得ないという仕組みです。

さらにCVSヘルスは2018年に、医療保険大手であるエトナを買収。延べ1億5000人の保険加入者を抱える、米国を代表する医療保険サービスプロバイダーとしての側面も持っています。つまりCVSヘルスは、単なるドラッグストアチェーンではなく、医薬品の販売・仲介事業から医療サービス、医療保険までを幅広く取り扱う巨大なヘルスケア

図表36　医薬品サプライチェーンで提供されるサービス

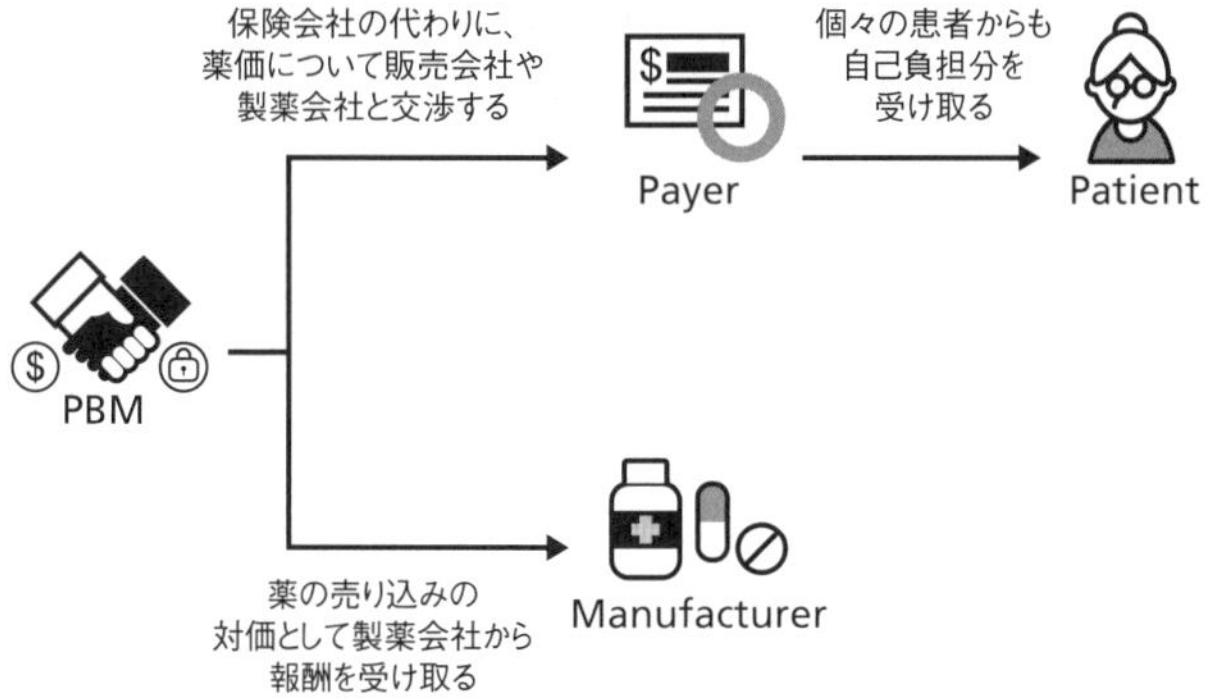
保険会社の代わりに、
薬価について販売会社や
製薬会社と交渉する
Payer
個々の患者からも
自己負担分を
受け取る
Patient
PBM
薬の売り込みの
対価として製薬会社から
報酬を受け取る
Manufacturer

デジタルシフトタイムズにおける筆者記事から引用（CBインサイツをもとに作成）

複合体なのです。

川上と川下を結ぶ、2つのツー・サイド・プラットフォーム

以上をふまえると、CVSヘルスの強みが「2つのツー・サイド・プラットフォーム」を有している点にあることも見えてきます。ツー・サイド・プラットフォームとは2つの異なる集団（典型的には売り手と買い手）をつなぐビジネスモデルのこと。CVSヘルスに即して言えば、彼らはまず医薬品のサプライチェーンにおいて薬価の調整を担うPBM企業でありながら、顧客と直接つながるドラッグストアチェーンの最大手でもあります。同時に医療サービスにおいては、1億人以上の保険加入者を抱える

保険会社でありながら、実際に医療を提供する簡易医療施設も展開している。こうした川上と川下とをつなぐ垂直統合型のビジネスモデルを、ヘルスケア分野においていち早く実現したところに、CVSヘルスの画期性があると言えるでしょう。

ではCVSヘルスは、その強みを生かしながらどのようにヘルスケアを変革していくのか。ここでは2つの動向に注目しながら、その大戦略の一端に迫りたいと思います。

多角的事業を生かした広告事業参入で、ウォルマート、GAFAMにも対抗

まずはデジタルサービスの活用によるカスタマーエクスペリエンスの向上です。すでにCVSヘルスではオンラインで医師の診察を受けられるバーチャル・ケア事業を展開してきましたが、新型コロナウイルス感染症のパンデミックを背景に、事業のさらなる拡大が見込まれます。アプリを通じた医師や薬剤師とのコミュニケーション、遠隔でのヘルスケアモニタリングなど、顧客とのデジタル・コネクションもさらに強化されていくでしょう。さらに今後は、ミニットクリニックをはじめとしたリアル拠点と、バーチャル・ケアなどのデジタルサービスの統合を進めていくことも明言しています。膨大なリアル拠点を有するCVSヘルスならではの取り組みとして、今後の展開に注目が集まります。

もう一つ、新たな方向性として見逃せないのが、広告事業への参入です。近年の傾向として、メイシーズなど大手小売事業者のメディアネットワーク及び広告事業が拡大していますが、CVSヘルスは小売業最大手のウォルマートが立ち上げたCPG（消費財）広告主向けのデジタルプラットフォーム「Walmart Connect」に対抗するかのように、新たなアド・プラットフォーム「CVSメディア・エクスチェンジ（cMx）」をスタートさせています。これにより、CVSヘルスが持つ、約9900軒のドラッグストア、約1100拠点のミニットクリニック、約650拠点のヘルスハブなど、多角的な事業展開を通じて獲得してきた顧客やそのデータを広告事業に利活用することができ、新たな収益源となるでしょう。

ヘルスケア領域でCPGを扱うメーカーやブランドにとっても、CVSヘルスが集積してきた顧客やデータにアクセスできることは、ターゲティングの精度を高める上で、大きなメリットです。消費者からしても、自らの嗜好に合致した広告に接触する機会が増えることは、ショッピングエクスペリエンスの向上につながります。さらにCVSヘルスとCPGブランド、メーカーとの協業が深化し、顧客データの蓄積・分析が進めば、そこから新たなヘルスケアサービスが生まれる可能性もある。そういった点からも、cMxの高い事業ポテンシャルがうかがえます。また「CVSメディア・エクスチェンジ」の取り組みは、グーグル、フェイスブック、アマゾンなどが独占している小売デジタル広告市場に足場を築く取り組みであるとも言えるでしょう。

アマゾンが真っ先に刷新を狙う薬局業界

CVSヘルスをはじめとした既存の製薬企業が新たな事業展開を模索するなか、業界そのものの一新を目論むのが、ほかならぬアマゾンです。米国の調査会社CBインサイツは、「アマゾンが次にディスラプト（破壊）する9つの業界」の一つとして、薬局業界を真っ先にあげています（**図表37**）。

その背景にあるのが、消費者が既存の薬局に対して感じてきた不満です。非効率で時間のかかる調剤プロセス、地域や加入保険によって変動する薬代。さらに新型コロナウイルス感染症のパンデミックによって、そもそも薬局を訪れること自体を忌避する人々が増えています。CVSヘルスやその他大手の薬局も、地域の薬局から1～2日で医薬品を無料宅配するサービスの提供をスタートしていますが、アマゾンがそのサプライチェーンをフルに活用すれば、より迅速な流通体制を築けることは想像に難くありません。

図表37　「Amazonが次に破壊する9つの業界」

アマゾンが次の５年でディスラプトする５つの業界	アマゾンがその次にディスラプトする４つの業界
■薬局	■保険
■中小企業向け融資	■高級ファッション
■物流	■スマートホーム
■生鮮食品	■園芸
■決済	

デジタルシフトタイムズにおける筆者記事から引用（CBインサイツをもとに作成）

第４章でアマゾンのヘルスケア事業について詳しく説明しましたが、アマゾンは、薬局事業への参入の布石として、２０１８年にオンライン薬局「ピルパック」を買収しています。この際には、CVSヘルス、ウォルグリーンズ、ライト・エイドという大手ファーマシー企業３社の時価総額が、計約１１０億ドルも減少するほど、大きな影響がありました。そして２０２０年11月に米国でスタートしたのが、オンラインでの処方薬、医薬品の注文、購入、処方箋の管理、各種保険の登録などを可能にした「アマゾン・ファーマシー」です。18歳以上のアマゾン会員であれば誰でも利用でき、プライム会員であれば配送料は無料。薬剤師による24時間年中無休の電話相談にも対応するほか、ピルパックの配送サービスを活用して、慢性病患者向けに軟膏や錠剤、目薬、吸入器などを30日周期で自動配送するオプションサービスも提供しています。また音声認識AIである「アレクサ」は、薬の管理を支援するスキルを搭載しており、患者の処方箋に基づいて服薬のリマインダーの設定、および必要に応じて補充用の医薬品の注文も可能となっています。

ターゲットはPBM、複雑なサプライチェーンをシンプルに

アマゾンが有する巨大な配送センター網や、傘下のリアル小売店舗「ホールフーズ」などを活用すれば、さらに安価かつ迅速に医薬品を届けることも不可能ではないはずです。しかし、アマゾンの野望は、そうしたラストワンマイルの強みを生かして、既存のドラッグストアチェーンを押し出すことにとどまりません。

むしろこれからアマゾンが狙うのは、PBM企業だと考えられます。先ほどPBM企業を「橋渡し役」と紹介しましたが、これはポジティブな側面を強調したもので、顧客にとってみれば医薬品のコストを高める仲介業者に過ぎません。実際にCVSヘルスはPBM部門だけで年間1400億ドル以上を売り上げていますが、それが本当に必要なコストなのか、プロセスの不透明性を含めて激しい批判を浴びていることも確かです。

逆にいうと、「こうした複雑化したサプライチェーンを簡易化して、エンドユーザーに

利益をもたらす」という大義名分を掲げて業界の刷新を進めることはアマゾンの十八番です。大規模な顧客基盤を抱えるアマゾンであれば、製薬会社や販売会社との交渉に必要なバイイング・パワーも十分に有している。アマゾンがPBM企業に取って代わって薬価を下げてくれるのなら、一般消費者だけではなく、社員の薬代の負担に悩む企業などもアマゾン・ファーマシーの利用に積極的になるはずです。

規制の壁に苦戦する日本の薬局業界に残された打ち手とは？

もう一つアマゾンの巧みさを挙げるのなら、社員向けのヘルスケア業務を何年も前から手がけてきたという点です。つまり、第4章で述べたように、クラウドコンピューティングのAWS（アマゾン・ウェブ・サービス）や決済業務のアマゾン・ペイがそうであったように、アマゾン・ファーマシーもまた自社業務を外部向けに展開した事業なのです。極めて、アマゾン的な事業展開だと言えます。

もちろんCVSヘルスをはじめ、その競合のウォルグリーンズやライト・エイドなど既存のファーマシー企業も、ただ手をこまねいているわけではありません。先述したようなDX戦略によって、圧倒的な店舗網など既存の事業基盤も生かしながら、なんとかアマゾンに対抗しようとしている。では、こうした米国での激しい攻防から、日本の薬局業界は何を学ぶべきなのでしょうか。

米国と比較したときに、まず見えてくるのは、日本における規制の壁の高さです。例えば日本では、ファーマシー企業は医療サービスを提供することはできません。これはあくまで一例ですが、こうした規制が適正なのか、何のための規制なのかは、ファーマシー企業が先頭に立って議論を深めていくべきだと思います。一方で、オンラインとオフラインの融合をはじめとする小売のＤＸには、いち早く取り組むべきでしょう。

第2章で述べたように、次世代ヘルスケア産業の戦いは、カスタマーセントリックをめぐる戦いでもあります。画一的なサービスではなく、顧客一人ひとりを尊重し、徹底的にパーソナライズされたサービスを提供することができるか。企業中心主義やトランザクションジャーニーから真に脱却して、最適なカスタマージャーニーにそったサービスを提供することができるか。日本の薬局業界による変革への課題は、必ずしもＤＸ化やＡＩ化といった手段ではなく、未来を見据えて、より大胆な事業変革を打ち出していけるか、にあります。日本の薬局業界には、そうした覚悟が求められているのです。

最終章

日本企業がモデルナから学ぶべきこととは何か？

製薬業界に象徴される日本企業の現状

次世代ヘルスケア産業において特にユニークな戦略をとっているのが、第1章で取り上げた米国バイオベンチャーのモデルナです。設立からわずか10年余りのモデルナは、自らをデジタル製薬企業と位置付けました。テクノロジー企業の手法を積極的に採用し、「プラットフォーム＆エコシステム」を戦略へ取り入れました。そうして、mRNAプラットフォーム戦略とデジタルトランスフォーメーション（DX）を武器に、「製薬業界のアマゾン」「製薬業界のテスラ」のごとく既存の製薬業界をディスラプトしようとしています。「mRNAサイエンスでベストになる」と謳った創業からの「20年ジャーニー」のちょうど中間で、バンセルCEOが「今後10年間で10倍の規模になる」と宣言しているように、モデルナは力強い成長の途上です。

グローバルでの医薬品市場全体へ目を転じると、堅調な成長が続いています。米国調査会社IQVIAによると、医薬品のグローバル市場規模は2010年に8828億ドルであったのに対して、2019年は1兆2504億ドルと1・4倍に拡大、さらに2024年にはその約1・28倍の1兆6000億ドルに達すると予測されています。一方で、国際競争は激化しています。中国や新興国の製薬企業が研究開発能力を向上させ好位置を占めてくるなか、主要なビッグファーマーは医薬品の特許切れにともない戦略や事業構造の変革を迫られています。研究開発費の負担も拡大しています。創薬や研究開発においては、バイオテクノロジーやデジタルテクノロジーを活用した手法が主流になってきています。そうしたことを背景に、医薬品業界は、テクノロジーを駆使してヘルスケア事業領域でイノベーションを実現するスタートアップが多数出現するとともに、グローバルレベルでの経営統合やM&A、戦略提携が進むなど構造的変化の最中です。そして、本書でみてきたように、次世代ヘルスケア産業は「既存ヘルスケア企業vsテクノロジー企業」という戦いの構図が顕著になってきています。

一方で、日本の医薬品市場の市場規模は低成長の傾向にあります。要因としては、少子高齢化やGDPの低成長にともなう薬価の引き下げなど医療費抑制政策、ジェネリック医薬品への切り替え推奨などが指摘されています。また、新型コロナウイルス・ワクチンではファイザー、モデルナ、アストラゼネカといった欧米勢をはじめ中国、ロシアなどが開発に成功している反面、日本の製薬企業が国産ワクチンを供給できる見通しはまだ明確にはなっておらず、日本勢は出遅れた状況です。グローバル市場の成長と構造的変化の中で、日本企業は自らの活路を切り開いていく必要があります。そのような背景で、日本の製薬企業もやはりグローバル市場への進出や海外販売により重きを置こうとしていますが、同時に新しい成長戦略が求められています。日本企業が成長戦略を構築し、イノベーションを起こすためには、どのような方策をとればよいのか。そこで私は、モデルナの事例から学ぶべきこととして、以下の三つを挙げたいと思います。

大企業からイノベーションを起こすヒント

一つ目は、モデルナがプロジェクトを推進してきているプロセスの中に、大企業がイノベーションを起こすヒントがあるのではないかということです。

モデルナの起源は、ベンチャーキャピタルのフラッグシップ・パイオニアリングによるプロジェクトにあります。フラッグシップ・パイオニアリングは一般的なベンチャーキャピタルにはないユニークな投資手法をとっています。それは、第1章で述べたように、自分たちが立ち上げたプロジェクトを自ら育て、成長段階に応じて資金を投じていくというやり方です。

また、フラッグシップ・パイオニアリングは必ず、プロジェクトの立ち上げに際して長期的視点に立った仮説を設定します。モデルナ立ち上げの時に設定された仮説は、「患者自身の細胞に対して、病気を予防、治療または治癒することができるタンパク質を作るように指示を出せるなら」「mRNAの形で、制御できて繰り返せる方法で、人が自ら体内でワクチンや薬を作ることを可能にする〝細胞のソフトウェア〟を設計することができる」でした。

この仮説は、ミッションやmRNAプラットフォーム戦略につながっていきます。超長期の将来予測とそこからの超長期ビジョンを持つ、そしてそれらを共有する人材をグローバルから探し出し採用、人財を生かし、ビジネスを成長させる。モデルナのステファン・バンセルCEOは、モデルナへの参画前、フランス診断薬メーカーのビオメリューのCEOを務めていました。モデルナのCDO兼オペレーショナル・エクセレンス・オフィサーのマルセロ・ダミアーニ氏もまた、ビオメリューのCIOの任にありました。両者はモデルナのDXの先導役です。

スタートアップの場合、一般的には、まずは優れた起業家が限られた自己資金やエンジェル投資家からのシード資金を元にスタートアップを起こす、そして次の段階でベンチャーキャピタルからの資金を取り込んで事業を軌道に乗せ成長に導くといったプロセスでしょう。

それに対して、モデルナのプロジェクトでは、超長期ビジョンのもとでユニークな手法を採用し、順調な成長を経て上場にまで至っています。フラッグシップ・パイオニアリングが採用したこうした手法やプロセスは、日本の大企業によるスタートアップやイノベーションへのヒントになるのではないかと思います。

経営陣や社員を起業家マインドセットに切り替える

モデルナから学ぶべきことの二つ目は、起業家マインドセットです。起業家マインドセットとは、企業の経営陣や社員一人ひとりが創業者や起業家としての使命感や危機感を持つということであり、イノベーションを実現するためには必要不可欠なものです。ここでは、2つの事例を紹介します。

まず、ノキアの事例です。ノキアはフィンランドの通信機器大手、世界を代表するグローバル企業として知られていますが、じつは過去に倒産の危機に瀕したことがあります。その危機真っ只中の2012年、同社のかじ取りを取締役会長として任されたのがリスト・シラスマ氏でした。シラスマ氏は、一時は世界シェアの過半を誇った携帯電話端末事業を「捨てる」という決断を下すと、ノキアをそこから奇跡のV字回復へと導いていきました。

ノキアのトランスフォーメーション実現にあたって最も重要な役割を果たしたのは、シラスマ氏が「新生ノキア」に導入した、起業家的リーダーシップ、パラノイア楽観主義、シナリオ・プランニングの「三種の神器」でした。これらが三位一体となり、三本の矢のようにお互いが支え合って機能し、ノキアを危機から救いました。特に起業家的リーダーシップについて、シラスマ氏は著書『NOKIA 復活の軌跡』（2019年、早川書房）の中で、「今日の複雑で動的な世界にうまく適応する唯一の方法は、起業家的なマインドセットを身につけること」であり、「起業家的リーダーシップという教えは、混乱の最中で私たちの羅針盤となってきた」と語っています。

シラスマ氏はすべての従業員に起業家的なマインドセットを身につけさせることに腐心し、彼らが起業家のように企業経営に対してリスクや責任を負担していることをDNAレベルに至るまで意識させました。それによって従業員は、シラスマ氏が「起業家的リーダーシップの10個の要素」として挙げている「事実を直視する」、「粘り強さを持つ」、「リスクを管理する」などの行動が自律的にできるようになったと言います。

もう一つの事例は、シンガポールの総合金融機関であるDBS銀行です。DBS銀行は、

DXによって生まれ変わった銀行です。金融情報専門誌『ユーロマネー』から、2016年と2018年に「ワールド・ベスト・デジタルバンク」の称号を、そして2019年には「ワールド・ベスト・バンク」の称号を与えられています。

DBS銀行がDXを開始した2009年当時、直接的脅威であったのは、「アリペイ」のアリババや「ウィーチャットペイ」のテンセントといった、中国の金融ディスラプターでした。テクノロジー企業である両社が金融ディスラプターと呼ばれるのは、彼らが決済・金融仲介・信用創造といった銀行業務を擬似的に創造し、あまつさえ金融サービスの種類や品質でも既存金融機関を凌駕しつつあったからです。また、もともと圧倒的多数のアクティブユーザーを抱えているため金融サービスの顧客獲得コストが低く、本業が別にあるために金融サービスそのもので利益を得る必要がないことも、既存金融機関にはない彼らだけの強みでした。そうした中、「自らを破壊しなければ生き残れない」という危機感を抱いたDBS銀行は、自らもテクノロジー企業となるべく、DXに着手したのです。

DBS銀行がDX化に際して重視したのが、起業家マインドセットでした。特に「従業員2万2000人をスタートアップに変革する」という標語を掲げ、サービスのデジタル化、ハードウェアやソフトウェアのクラウド化といったテクニカルな変革にとどまることなく、経営陣・従業員のマインドセットや企業文化まで、組織のすべてを例外なく見直しました。大企業のマインドセットから脱してスタートアップ企業のそれに刷新。そのためにさまざまな施策を戦略的に実行していきました。

モデルナもまた、DXに際しての課題を起業家マインドセットに置いています。第1章で引用したように、バンセルCEOは、「AIの場合、最大の課題は経営層の意識改革です。（中略）AIを会社のDNAの一部にするために、社内のトップ200人がいかにAIを使いこなせるようにするかが課題です」と述べています。また、モデルナは企業文化の一つとして「従業員のエンパワーメントとオーナーシップ」も挙げています。

ノキアとDBS銀行、そしてモデルナの事例から類推できるように、起業家マインドセットは企業のトランスフォーメーションを成功に導く重要な要因になります。特に、CEOをはじめとする経営陣、そして社員に起業家マインドセットを根付かせることがカギとなるのです。

ミッションが共有され競争優位に高められていること

モデルナから学ぶべきことの三つ目は、組織のミッションをメンバー全員に共有し、さらにそれを競争優位にまで高めていくことです。

　モデルナのミッションは、「患者のために革新的医薬品の新世代を創り出すことを目指して、mRNAサイエンスの約束を実現する」ことです。これは、モデルナのプロジェクトが開始された時に設定された、超長期ビジョンのもとでの仮説が起源です。同ミッションは、モデルナ自体のミッションであると同時に、それを実現するための従業員一人ひとりの自己実現の目標になるようなものともなっています。また、ミッションは単なるお題目として掲げられているのではなく、モデルナの事業の中に練り込まれ、mRNAプラットフォーム戦略そのものとなっています。ミッションが、経営陣はもちろん従業員全体、組織全体によって共有されることで、モデルナの競争優位にまで高められているのです。

　私が卒業したシカゴ大学ブース・スクール・オブ・ビジネスが発行する「Stories」に、モデルナのCFO（チーフ・フィナンシャル・オフィサー）のデービッド・メリン氏へのインタビュー記事（2020年3月23日付）が載せられています。同ブース・スクール出身であるメリン氏は、米国を代表するバイオテクノロジー企業の一つであるアムジェンのCFOを務めた後、2020年6月にモデルナに入社しています。メリン氏は、アムジェンの前にも3MやGMといったグローバル企業でCFOを務め、財務にかかわるキャリアや知見のみならずグローバルな経験やネットワークを有しています。メリン氏自身、起業家マインドセットを有し、モデルナのミッションを共有する人材の一人です。モデルナでは、財務を支えるのみならず、グローバルな製造ネットワーク構築にも貢献。インタビュー記事からもメリン氏の強い使命感を読み取ることができます。

ＤＸはミッションを基軸として実行していくことで、大きな爆発力を持ちます。ＤＸ自体が目的ではなく、ミッションを実現するために自らを変革し続ける。そしてそれにデジタルテクノロジー、ＡＩ、プラットフォームといった手段が使用される。企業や組織においてミッションが共有され、それがメンバーの自己実現上の目標にまで高められることで競争優位になっていくのです。日本企業もＤＸ推進に際して、そのことをあらためて認識するべきでしょう。

超長期的なビジョンなくしてビジネスの成長力はなく、起業家マインドなくして企業を丸ごと刷新することは敵わず、そしてミッションの共有なしに組織は動かない。この３つはモデルナに限らず、成長著しいスタートアップには共通して見られるポイントかもしれません。そして、だからこそ大企業は真似し難い。大企業もかつてはスタートアップでした。しかし成熟企業となるにしたがい、リスクを避けるばかりで大胆な変革に手を出せない「大企業病」に罹患し、ビジョン、ミッション、起業家マインドを見失いがちです。

しかし「スタートアップのような大企業」は、現に存在しています。それがアップルであり、アマゾンであり、アリババであることは、ここまで読んでくださった方なら、ご理解いただけることでしょう。アマゾンのベゾスはしばしば「DAY1」という言葉を口にします。「DAY1」とは創業日のこと。アマゾンを創業したその日に抱いていた、ビジョン、ミッション、起業家マインドを忘れないでいるために、ベゾスは「DAY1」をしつこいほどに繰り返し、スタートアップの精神のまま、アマゾンを世界一の企業へと成長させてきたのです。

変化を躊躇する日本企業が、スタートアップのような大企業へと生まれ変わるために。その最新の知見を、モデルナを始めとする企業から学べるものと、筆者は確信しています。

おわりに　オペレーショナル・エクセレンスへのこだわり

オペレーショナル・エクセレンスとは、企業がその価値を創造するための活動や事業運営の効果を高めていくことによって競争優位を確立していくことを意味します。

オペレーショナル・エクセレンスを有する企業は、競合他社が追随することができないクオリティ、スピード、コスト効率を実現することで競争優位を確保するだけでなく、組織全体をあげて常により優れたオペレーションを追求しようというバリュー（価値観）が現場レベルにまで浸透し、持続的にオペレーショナル・エクセレンス自体を進化させる仕組みが整っているとされています。まさに、オペレーショナル・エクセレンスとは競争力の源泉というわけです。

オペレーショナル・エクセレンスを重視する企業の一つが、第4章で取り上げたアマゾンです。創業者であり前ＣＥＯのジェフ・ベゾス氏はかねてより、「顧客第一主義」「超長期思考」「イノベーションへの情熱」とともにオペレーショナル・エクセレンスをアマゾンにおける重要なバリューとして掲げてきています。

アマゾンは創業当初から常に、顧客の課題を解決するための3つのポイント——豊富な品揃え、低価格、迅速な配達——に意識を集中してきました。ジェフ・ベゾス前CEOは、これら3つのポイントについて、「消費者が昔も今も将来も、これらのニーズを求めることは変わらない」と頻繁に述べています。そして、これら3つを実現することができるように業務プロセスの整備を進め、そこにオペレーショナル・エクセレンスを戦略的に適用してきました。

アマゾンの業務プロセスには、3つのポイントをどこまで達成できたかを分単位で測定し監視する機能も組み込まれています。最終目標は顧客の課題を解決することであり、それを競争優位にまで高めていく。すべてはそこから逆算されたオペレーショナル・エクセレンスが設計され、実行されているのです。

モデルナもまたオペレーショナル・エクセレンスの構築へ重きを置いています。モデルナのDX化を担当するチーフ・デジタル・オフィサー（CDO）のマルセロ・ダミアーニ氏は「オペレーショナル・エクセレンス・オフィサー」を兼ねています。これは、DXの対象が遺伝子配列の解析やｍＲＮＡを利用したワクチンや医薬品の研究開発に限定されることなく、製造、マーケティング、出荷・流通を含む事業運営全体に及んでいること、経営層・従業員の意識改革を重要な課題として捉えていることを示唆しています。モデルナは、ＤＸによってオペレーショナル・エクセレンスを常に進化させることで、それらを競争優位にまで高めていこうとしているのです。

アマゾンやモデルナの事業にはオペレーショナル・エクセレンスへのこだわりが顕著にみられます。ここで、「こだわり」という概念について考えてみたいと思います。

『ＧＩＲＩ／ＨＡＪＩ』というＴＶシリーズをご存じでしょうか。これは、英国の公共放送局ＢＢＣと動画ストリーミングサービスを提供するネットフリックスが共同で制作・放映した日本人をメインキャストとするサスペンス・ドラマです。ドラマのストーリーには、欧米の視座で捉えられた日本の文化・習慣が随所に盛り込まれています。もちろん、「ＧＩＲＩ／ＨＡＪＩ」とは「義理・恥」のことです。

その『ＧＩＲＩ／ＨＡＪＩ』のある１シーンに、日本の「こだわり」についての会話が出てきます。そこでは「こだわり」は日本あるいは日本人の誇るべき思考とされ、「Pursuit for Perfection」と表現されています。「Pursuit for Perfection」を直訳すると「完璧への追求」。つまり、日本特有の「こだわり」とは「完璧への追求」ということです。

日本企業を見てみると、完璧に設計され、細部にまでこだわった、至れり尽くせりの製品・サービスが数多く提供されています。そのおかげで、私たち消費者はとても便利で快適な生活を享受することができます。

しかし実際には、「完璧」には良い側面もあれば悪い側面もあります。

私は、イスラエル外務省の「ヤング・リーダーシップ・プログラム（YLP）」の団長として同国を訪問した縁もあり、2019年にイスラエルの外交官3名と「破壊的イノベーション」をテーマとする対談の機会を持ちました（2019年3月19日付け Business Insider、YLPとは主要国の中堅・若手人材を無償でイスラエルに招聘し同国の政治・経済・社会・文化などを知ってもらおうという取り組み）。対談トピックスの一つが、日本人の特性としての「完璧主義」でした。そして外交官の一人が、日本の「完璧主義」は高品質な日本製品や信頼のおけるブランド・イメージの源であるが、急激にテクノロジーが発展を遂げる時代の中では、「完璧主義」からはイノベーションが生まれにくい面もある、と言うのです。

つまり、「完璧」は日本の良いところであると同時に、批判される点でもあるということです。確かに、最初から完璧に物事を進めていった場合、部分的にバグやエラーが発生しても全体の修正が難しい、また発想の転換が起こりにくいといったことがあるでしょう。新しく独自性のあるものを生み出すためには、リーンスタートアップ（迅速かつ効率的な事業立ち上げ）して、高速でPDCAを回していくことが不可欠。計画を完璧に固めてから始めるやり方ではうまくいかないことが往々にしてあります。最初から完璧を求めようとする日本企業は持続的イノベーションには優れている一方で、グローバルな影響を与えるような「破壊的イノベーション」は近年生み出していません。アジャイルの時代にあって、事業スピードは重要視されなければなりません。その点、「完璧」はネガティブな影響を及ぼすこともあるでしょう。

しかし根本的には、日本の良さや強さは、細部への「こだわり」や「完璧への追求」にあるはずです。その点、私は、この、日本企業特有の良さや強みを決して見失ってはならないと考えています。細部へのこだわり、優れた製品・サービスへのこだわりを怠ってはいけないと思うのです。ここで言う「こだわり」とは、オペレーショナル・エクセレンスを常に進化させるということ。つまり、価値を創造するための活動や事業運営の効果を高めていくことによって、競争優位を確立していく。それとともにDXなどを生かして自らを変革させて、よりスピーディーに顧客に製品・サービスを届けていく。

製薬業界、ヘルスケア業界、そしてすべての業界が大きな構造的変化の最中にあります。そんななかで、日本企業がイノベーションを実現して成長戦略を描いていくためにモデルナから学ぶべきこととして、プロジェクト推進のプロセスから示唆されるヒント、起業家マインドセット、およびミッションの共有を競争優位にまで高めていくことの3つを挙げました。これらを実践するとともに、オペレーショナル・エクセレンスへのこだわりを常に進化させて、日本企業特有の良さや強みを強化し、グローバルレベルでの競争優位を確立していく。私はここに、日本企業が見出すべき活路があると確信しています。日本企業らしいこだわりをすべて捨てる必要はありません。その、世界随一のこだわりを生かすためにこそ、すべての変革は求められているのです。

田中道昭《たなかみちあき》

立教大学ビジネススクール教授（メディカルビジネス論も担当）。元東京医科歯科大学大学院客員講師。テレビ東京WBSコメンテーター。シカゴ大学経営大学院MBA。専門は企業戦略&マーケティング戦略。三菱東京UFJ銀行投資銀行部門調査役、シティバンク資産証券部トランザクター等を歴任し、株式会社マージングポイント代表取締役社長。著者に『アマゾンが描く2022年の世界』（PHPビジネス新書）、『GAFA×BATH』（日本経済新聞社）、『世界最先端8社の大戦略』（日経BP）など多数。

モデルナはなぜ3日《みっか》でワクチンをつくれたのか

インターナショナル新書〇八九

二〇二一年一二月一二日　第一刷発行

著者　田中道昭《たなかみちあき》

発行者　岩瀬　朗

発行所　株式会社 集英社インターナショナル
〒一〇一-〇〇六四 東京都千代田区神田猿楽町一-五-一八
電話 〇三-五二一一-二六三〇

発売所　株式会社 集英社
〒一〇一-八〇五〇 東京都千代田区一ツ橋二-五-一〇
電話 〇三-三二三〇-六〇八〇（読者係）
〇三-三二三〇-六三九三（販売部）書店専用

装幀　アルビレオ

印刷所　大日本印刷株式会社

製本所　大日本印刷株式会社

　ISBN978-4-7976-8089-8　C0234